UNIV.-PROF. DR. MED. ANDREAS FESTA

Bluthochdruck

Moderne Behandlungsmöglichkeiten

VdÄ

UNIV.-PROF. DR. MED. ANDREAS FESTA

Bluthochdruck

Moderne Behandlungsmöglichkeiten

VERLAGSHAUS
DER ÄRZTE

Impressum

www.aerzteverlagshaus.at
1. Auflage 2024

ISBN 978-3-99052-326-1
Umschlag: Verlagshaus der Ärzte GmbH, Stefanie Tomasi
Umschlagfoto: getty images (Peter Dazeley, DoctorVector)
Grafik & Illustrationen: Karoline Baumgartner, www.karobaumgartner.com
(Satzvorlage: Verlagshaus der Ärzte)
Projektbetreuung: Hagen Schaub
Druck & Bindung: 2impress s.r.o., 83104 Bratislava
Printed in Slovakia

Dieses Buch wurde mit den Schriften Bespoke Sans und Bespoke Serif gesetzt.

INHALT

Wir müssen unser Dasein so weit, als es irgend geht, annehmen, alles, auch das Unerhörte, muss darin möglich sein.

Rainer Maria Rilke, 1904

Vorwort

LIEBE LESERIN/LIEBER LESER!

Dieses Buch ist das zweite in einer Serie, in der ich Ihnen nützliches Wissen im Umgang mit chronischen Krankheiten vermittle. Denn gerade bei chronischen Erkrankungen, so auch beim Bluthochdruck, gilt: Wissen ist Macht. In meinem ersten Buch *„Diabetes v2.0. Wie moderne Therapien funktionieren und wie Sie profitieren"* ging es um spannende neue Entwicklungen bei hohem Blutzucker inklusive der vielen Möglichkeiten der Behandlung, etwa durch den Einsatz moderner Technologien.
Diesmal steht der Bluthochdruck im Mittelpunkt, der bereits heute mehr als eine Milliarde Menschen weltweit betrifft und weiterhin auf dem Vormarsch ist. Auch bei der Hypertoniebehandlung gibt es durchaus erfreuliche Entwicklungen, die ich Ihnen wieder in kompakter Form zur Kenntnis bringen darf. Es ist mir eine große Freude, einen Bogen zu spannen vom „theoretischen" Wissen (das wir in den Lehrbüchern finden, mitunter auch bei *Dr. Google*) zum „realen" Alltag im Umgang mit der chronischen Krankheit (was Sie bei *Dr. Google* garantiert nicht finden).
So darf ich Ihnen von Herzen eine interessante Lektüre wünschen.

Ihr
Andreas Festa

Gebrauchsanleitung

Neue Entwicklungen versprechen neue Hoffnung im Umgang mit chronischen Krankheiten. Ich helfe Ihnen mit diesem Ratgeber, das Wichtige vom Unwichtigen zu unterscheiden. Also wahre Hoffnungen klar zu trennen von „fake news". Ich zeige Ihnen, wie Sie all das gesicherte Wissen für sich ganz persönlich nützen können, welchen möglichen Gefahren Sie aus dem Weg gehen sollten und was Sie in der Zukunft noch erwarten dürfen. Ich spanne einen Bogen über alle wichtigen Aspekte der Erkrankung. All das vor dem Hintergrund Ihrer ganz persönlichen Sorgen, Bedürfnisse und Erwartungen. Ich bringe Sie auf den letzten Stand des medizinischen Wissens, entlarve Mythen und gebe Ihnen Hilfe für Ihr Leben mit dem Bluthochdruck.

Erwarten Sie bitte kein Lehrbuch, der vorliegende Ratgeber erhebt auch keinen Anspruch auf Vollständigkeit. Es ist aber auch kein Ratgeber im klassischen Sinn (ich möchte Ihnen eben gerade keinen Rat geben, bestenfalls eine Anregung), und es ist auch keine klassische Abhandlung hypertonierelevanter Schulungsinhalte. Ziel des Buches ist es vielmehr, Zusammenhänge zu erklären, Beobachtungen zu teilen und zum Nachdenken anzuregen. Und natürlich auch den einen oder anderen praktischen Tipp im Umgang mit dem Bluthochdruck zu geben. Ich folge dabei den Pfaden und den Regeln der Wissenschaft, orientiere mich also immer an den Erkenntnissen der aktuellen Forschung. Mein Zugang ist somit in erster Linie evidenzbasiert, das heißt, meine Aussagen stützen sich auf wissenschaftlich nachweisbare Erkenntnisse. Im Unterschied zu einer wissenschaftlichen Arbeit (oder einem Lehrbuch) habe ich allerdings darauf verzichtet, jede Erkenntnis mit entsprechenden Zitaten zu unterlegen. Seien Sie jedoch versichert, dass sich alle in diesem Buch dargestellten Erkenntnisse durch entsprechende Literatur belegen lassen. In den Fällen, in denen das Eis der Erkenntnis dünner wird (was durchaus schon mal vorkommt), erlaube ich mir, auch darauf hinzuweisen, und ich drücke mich dann auch entsprechend vorsichtig aus. Falls die eine oder andere Information vielleicht noch der Erklärung bedarf, zögern Sie nicht, dies mit Ihrem Arzt/Ihrer Ärztin zu besprechen. Besonders dann, wenn es um konkrete Behandlungssituationen geht.

Das Buch ist in fünf Abschnitte gegliedert.

Im ersten Abschnitt erkläre ich, warum es wichtig ist, den Bluthochdruck nicht auf die leichte Schulter zu nehmen. Ich werde zeigen, dass die Hypertonie regelhaft mit Begleiterkrankungen einhergeht und somit Gefäßkomplikationen weitgehend vorprogrammiert sind. Herzinfarkt und Schlaganfall sind die Folge. Nach wie vor stehen kardiovaskuläre Erkrankungen hierzulande an erster Stelle aller Todesursachen. Ein guter Grund, so meine ich, mehr über die Ursachen und Mechanismen in Erfahrung zu bringen. Die Lektüre dieses Buches kann also Ihr Leben verlängern!

Im zweiten Teil des Buches werde ich Fragen zur Definition der Hypertonie klären. Ab welchem Wert sprechen wir Ärztinnen und Ärzte von Bluthochdruck und wie soll der Blutdruck überhaupt gemessen werden? Eine Beschäftigung mit dieser Frage ist deshalb wichtig, weil am Beginn jeder Behandlung eine sorgfältige und umfassende Diagnostik steht, so auch bei Bluthochdruck. Mit anderen Worten: Nur wenn der Blutdruck tatsächlich so hoch ist, dass er den diagnostischen Kriterien entspricht, soll überhaupt behandelt werden.

Im dritten – und umfangreichsten – Teil des Buches erfahren Sie dann alles rund um die Behandlung des Bluthochdrucks. Also darüber, was Sie tun können, um den Blutdruck anhand von Maßnahmen des Lebensstils zu senken, wann es erforderlich wird, ergänzend Medikamente zu erwägen, und welche

Medikamente am besten geeignet sind, den Blutdruck dauerhaft zu senken. Viel Raum gebe ich hier den Maßnahmen des Lebensstils; etwa wie es gelingen kann, häufige Begleitkrankheiten, zum Beispiel Übergewicht, in den Griff zu bekommen. Ebenso finden Sie in diesem Abschnitt Empfehlungen, wie Sie Ihren Behandlungsplan auch tatsächlich in die Tat umsetzen können.

Im vierten Abschnitt des Buches werde ich noch einige spezielle Themen in den Fokus nehmen, etwa Besonderheiten des Bluthochdrucks bei Frauen oder bei älteren Menschen. Ebenso werde ich die Frage diskutieren, wann an eine „sekundäre" Form des Bluthochdrucks gedacht werden sollte.

Im fünften und letzten Abschnitt habe ich schließlich noch einige Fragen zum Thema Hypertonie zusammengefasst, die mir häufig in meiner täglichen Arbeit häufig gestellt werden.

Viele Kapitel enden mit einem „Expertentipp". Dabei habe ich die wichtigsten Informationen für Ihren Alltag nochmals hervorgehoben. Der strukturierte Aufbau des Buches soll Sie nicht davon abhalten, gerne auch einmal „querlesend" von Kapitel zu Kapitel zu wandern. Auch dafür ist das Buch generell gut geeignet.

So, und jetzt geht's endlich los.

01 Warum der **Bluthochdruck** so **bedeutsam** ist

Gleich am Anfang begegnen wir dem Täter und dem Opfer. Das Opfer sind wir Menschen. Der Täter ist schnell gefunden, es sind all die bösen Faktoren („Risikofaktoren"), die die Blutgefäße angreifen, und der Bluthochdruck ist einer davon. Warum es so wichtig ist, den Blutdruck ernst zu nehmen? Ganz einfach: Weil ein hoher Blutdruck letztendlich tödlich ist, also das Leben verkürzt. Doch keine Angst, das muss nicht sein. Die gute Nachricht ist: Die rechtzeitige und fachkundige Behandlung des Bluthochdrucks kann Ihr Leben nicht nur länger, sondern auch lebenswerter machen. Und ist das nicht unser aller oberstes Ziel – von Ärztinnen bzw. Ärzten und Betroffenen gleichermaßen?

WORAN STERBEN WIR IM 21. JAHRHUNDERT?

Die Krankheiten, die am häufigsten zum Tode führen, sind in den letzten Jahren unverändert geblieben, trotz enormer Fortschritte der Medizin. Dazu gehören – in unserer westlichen Welt – an allererster Stelle die kardiovaskulären Erkrankungen und die Krebserkrankungen. Unter kardiovaskulären Erkrankungen verstehen wir Krankheiten des Herzens und der Blutgefäße. Die Blutgefäße (Arterien) versorgen alle Organe nicht nur mit Blut, sondern auch mit allen Nährstoffen (inklusive Sauerstoff). Nur wenn Sauerstoff und Nährstoffe in ausreichender Menge zu den Organen gelangen, können diese auch ihre Aufgaben im menschlichen Körper erfüllen. Der Schutz der Blutgefäße ist daher unumgänglich, wenn wir länger – und gesünder! – leben wollen.

WELCHE ROLLE SPIELEN DIE ORGANE IM KÖRPER?

Organe sind Einheiten, die Körperfunktionen erfüllen, die unser Leben überhaupt erst ermöglichen. Das Herz pumpt das Blut in den Körper, die Nieren reinigen das Blut, die Leber entgiftet den Körper und speichert Nährstoffe, das Gehirn fungiert als Kommandozentrale usw. Jedes dieser Organe ist an das Blutgefäßsystem angeschlossen. Stellen Sie sich die Blutgefäße als Rohrsystem einer Bewässerungsanlage vor – das lebensnotwendige Wasser fließt herbei. Im Garten gedeihen die Pflanzen. Sind die Rohre aber verstopft, dann vertrocknet der Boden, alles Lebendige verkümmert und stirbt. Sind die Arterien gut durchblutet, können alle Organe gut arbeiten. Sind die Arterien hingegen verstopft, verkümmern die Organe.

ATHEROSKLEROSE – WENN DIE GEFÄẞE IMMER ENGER WERDEN

Ähnlich wie ein Rohrsystem können also auch Blutgefäße verstopfen. Diesen Prozess nennen wir „Gefäßverkalkung". Durch den Einfluss verschiedener Faktoren nimmt die Gefäßwand Schaden und es bilden sich Ablagerungen. Dieser Prozess verläuft über viele Jahre und Jahrzehnte – bis es zum Gefäßverschluss kommt und die Versorgung der Organe mit lebensnotwendigem Blut versagt. Herzinfarkt und Schlaganfall sind die unerwünschten Folgen.

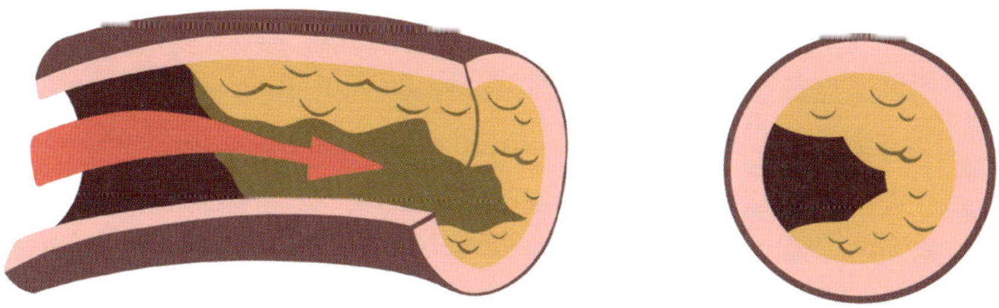

Gefäßverkalkung *Durch Ablagerungen wird die Arterie verstopft*

Risikofaktoren, die den Blutgefäßen Schaden zufügen

Übeltäter	Sinnvolle Gegenmaßnahmen
Nikotin/Rauchen	Rauchstopp, Nikotinkarenz
Hoher Blutdruck	Lebensstil (Alkohol und Kochsalz meiden, Bewegung), dann Medikamente
Hohe Blutfette	Lebensstil (Ernährung), dann Medikamente
Diabetes (hoher Blutzucker)	Lebensstil (Ernährung, Bewegung), dann Medikamente
Übergewicht	Lebensstil (Ernährung, Bewegung), eventuell Medikamente

HOHER BLUTDRUCK: HÄUFIG UND GEFÄHRLICH

Hypertonie (hoher Blutdruck) ist der wichtigste vermeidbare Risikofaktor der Gefäßverkalkung. Zu den durch Atherosklerose verursachten Krankheiten gehören vor allem Herzerkrankungen (Herzinfarkte, Herzschwäche), Schlaganfälle (hervorgerufen durch Blutungen oder Gefäßverschlüsse) und Nierenschwäche (bis hin zur Dialyse). Weitere häufige Komplikation des hohen Blutdruckes sind Herzrhythmusstörungen (z.B. Vorhofflimmern) sowie kognitive Störungen (Störungen der Hirnleistung bis hin zur Demenz). Der Zusammenhang des Blutdruckes mit all diesen Erkrankungen ist über den Messbereich hoher Werte weitgehend linear. Das heißt, je höher der Blutdruck, desto ungünstiger ist es für die Betroffene/den Betroffenen, und umso eher muss mit Folgeschäden gerechnet werden. Im Alter von über 50 Jahren (in diesem Alter finden sich die meisten von Hypertonie betroffenen Menschen) verfügt dabei der systolische Blutdruck (der erste der beiden gemessenen Werte) über eine höhere Aussagekraft als der diastolische (zweite) Messwert. Daher wird im klinischen Alltag oft in erster Linie auf den systolischen Blutdruck Bezug genommen.

HOHER BLUTDRUCK: HÄUFIG, GEFÄHRLICH – UND MITUNTER IN SEINER BEDEUTUNG UNTERSCHÄTZT

Die Auswirkungen der Hypertonie werden oft unterschätzt; nicht selten wird dem Thema im klinischen Alltag zu wenig Augenmerk geschenkt. Dies hat zu einem großen Teil damit zu tun, dass ein hoher Blutdruck in den allermeisten Fällen nicht spürbar ist und folglich auch nicht mit Schmerzen einhergeht. Maßnahmen der Früherkennung sind erforderlich, um die Diagnose überhaupt erst zu stellen. Weiters erfordern die sorgfältige Diagnostik und die erste Phase der Behandlung (Ersteinstellung) Zeit und etwas Geduld, die allzu oft von beiden betroffenen Seiten, den Menschen mit Bluthochdruck aber auch der behandelnden Ärztin bzw. dem behandelnden Arzt nicht immer in ausreichendem Maße aufgewendet wird. Dass es sich allemal lohnt, zeigen Hochrechnungen aus den USA, wonach sich bei flächendeckend guter Blutdruckeinstellung die Sterblichkeit deutlich reduzieren lässt, bei Frauen um 7,3%, bei Männern immerhin noch um 3,8%. Wenn Sie der Meinung sind, dass diese Zahlen vergleichsweise niedrig erscheinen, bedenken Sie bitte, dass es sich hier um den Tod, eben die Sterblichkeit handelt. Da zählt jeder Prozentpunkt. Der Nutzen einer Behandlung im Sinne der Vermeidung von Herzinfarkten und Schlaganfällen, die nicht unmittelbar zum Tode führen, kann dieser Statistik noch hinzugefügt werden.

Die Häufigkeit des hohen Blutdrucks bei Erwachsenen wird mit 30–45% angenommen, bei Menschen über 60 Jahren beträgt die Häufigkeit 60%. Das heißt, bei mehr als jedem zweiten Menschen im Alter von über 60 Jahren ist der Blutdruck so hoch, dass sich allein daraus folgenschwere Krankheiten ergeben können. Demnach wird auch eine Behandlung empfohlen, eben um Folgeschäden zu vermeiden. Es ist anzunehmen, dass die Pflege eines „westlichen" Lebensstils – zu wenig Bewegung, zu viele Kalorien – dazu führen wird, dass der hohe Blutdruck am Vormarsch bleibt. Hochrechnungen zufolge wird es im Jahre 2025 weltweit 1,5 Milliarden Menschen mit hohem Blutdruck geben.

MEIN EXPERTENTIPP

Wenn Sie an Ihre Gesundheit denken (was Sie unbedingt sollten), denken Sie zuerst an die Krankheiten, die generell häufig sind und somit auch für Sie prinzipiell gefährlich sind. Der Bluthochdruck gehört in diese Kategorie.

EIN HOCHDRUCK KOMMT SELTEN ALLEIN

Das „metabolische Syndrom" ist ein häufiges Phänomen bei Hypertonie. Es beschreibt die Häufung ungünstiger Faktoren, wobei jeder für sich den Blutgefäßen Schaden zufügt – umso mehr in Kombination. Dazu gehören neben dem hohen Blutdruck ein hoher Blutzucker (Diabetes), ein erhöhtes Körpergewicht (Übergewicht und Adipositas) sowie hohe Fettwerte im Blut (Fettstoffwechselstörungen) inklusive Triglyceride und Cholesterin. Mehr als 50 % aller Patientinnen und Patienten mit Hypertonie haben zumindest einen zusätzlichen kardiovaskulären Risikofaktor. In 15 bis 20 % der Fälle ist dies ein hoher Blutzucker (Diabetes), in etwa 30 % sind es Fettstoffwechselstörungen, zum Beispiel hohe Triglyceride, in 40 % der Fälle ein erhöhtes Körpergewicht (Übergewicht und Adipositas). Das Erkennen dieser Zusammenhänge ist besonders wichtig, wenn es um die Behandlung des Bluthochdrucks geht. Einerseits, weil diese Begleitfaktoren in der Behandlung selbst berücksichtigt werden (zum Beispiel in der Auswahl der Medikamente), andererseits, weil diese Risikofaktoren sowie bereits manifest bestehende Krankheiten (etwa Herz- oder Nierenschwäche) das Gesamtrisiko entscheidend beeinflussen. Die Beurteilung des Gesamtrisikos wird zur Einschätzung der Dringlichkeit und Intensität der Behandlung des Bluthochdrucks herangezogen. Je höher das Gesamtrisiko ist, dass die Blutgefäße Schaden nehmen, desto intensiver ist in der Regel auch die Behandlung. Mittels Risiko-„Scores" kann diese Einschätzung unter Zuhilfenahme demografischer (Alter, Geschlecht) und klinischer (Blutbefunde, EKG etc.) Informationen objektiviert werden.

WAS BEDEUTET „KARDIOVASKULÄRES RISIKO"?

Ich habe schon erwähnt, dass der hohe Blutdruck nicht isoliert betrachtet werden sollte, sondern immer im Zusammenhang eines gesamten „kardiovaskulären (KV) Risikos". Dieses Risiko ist definiert als Wahrscheinlichkeit für das Auftreten einer schweren Erkrankung der Gefäße, z.B. eines Herzinfarktes oder eines Schlaganfalles. Daher wird das KV-Risiko gerne als (Prozent-) Zahl in Verbindung mit einem definierten Zeitraum angeben (z.B. Zehn-Jahres-Risiko von 10%), oder auch als Risikokategorie (z.B. mittleres oder hohes KV-Risiko). Oft werden die beiden Angaben auch kombiniert dargestellt. So wird etwa ein Zehn-Jahres-Risiko von 10% oder mehr als „sehr hohes" Risiko bezeichnet. Um diese Zahlen zu berechnen, gibt es öffentlich zugängliche Risiko-Scores, das sind (mehr oder weniger) einfache Formeln, die unter Verwendung eines Punktesystems eine individuelle Gesamtzahl (Gesamtscore) ergeben. Ein relativ neuer, aber vielversprechender Ansatz ist die Angabe eines individuellen „Risikoalters"; dies kann insbesondere für junge Patientinnen bzw. Patienten illustrativ sein. Weil das Lebensalter der stärkste Risikofaktor für kardiovaskuläre Erkrankungen darstellt, ist in jüngeren Altersgruppen das errechnete Zehn-Jahres-Risiko oft recht gering – was aber keinesfalls heißt, dass gerade jüngere Menschen mit Bluthochdruck weniger sorgsam (oder weniger intensiv) behandelt werden sollen. Ganz im Gegenteil! Die Ermittlung des KV-Risikoalters hilft hier in der Einschätzung; so kann z.B. eine 40-jährige Person, bei der mehrere Risikofaktoren neben dem Blutdruck vorliegen (z.B. Bewegungsmangel, familiäre Belastung, Nierenschwäche etc.) ein KV-„Risikoalter" aufweisen, das dem einer 50-jährigen Person entspricht, die durch keinerlei Risikofaktoren belastet ist.

MEIN EXPERTENTIPP

Der Bluthochdruck ist oft die „Spitze des Eisbergs". Ist der Blutdruck hoch, begeben Sie sich auf die Suche nach Begleiterscheinungen: Übergewicht, hohes Cholesterin, Diabetes.

02 Wann ist zu **hoch** **zu hoch?**

WANN SPRECHEN WIR ÜBERHAUPT VON „HYPERTONIE" ODER „BLUTHOCHDRUCK"?

Der Zusammenhang zwischen der Höhe des Blutdrucks und dem Erkrankungsrisiko ist weitgehend linear. Das heißt, je höher der Blutdruck, desto mehr Schaden ist zu befürchten. Daher ist es auch nicht einfach festzulegen, was „normal" ist und was „erhöht" – und demnach einer Behandlung würdig. Man findet darum in der Fachliteratur auch immer wieder unterschiedliche Grenzwerte und unterschiedliche Definitionen der Hypertonie. Dieser Umstand sollte aber keinesfalls zu Verunsicherung führen oder gar zu der Meinung *„genau weiß man es anscheinend nicht und daher ist auch mein Blutdruck eigentlich eh normal"*. Es hilft also nicht, lange nach der richtigen Definition zu suchen, die für diesen oder jenen Fall dann zur Anwendung kommt. Auch können Begleitkrankheiten und die Gesamtsituation der bzw. des Betroffenen im Einzelfall mitbestimmen, welcher Blutdruck als „normal" gilt oder wann der Blutdruck eben zu hoch ist. Dennoch ist es aus praktischen Belangen hilfreich, einen Grenzwert festzulegen, nach dem die Diagnose Hypertonie gestellt wird und entsprechende Maßnahmen eingeleitet werden.

BEISPIELE AUS DER PRAXIS

FALL 1: IST DER BLUTDRUCK ZU HOCH?

Herr Kalk ist 68 Jahre alt. Da seine Frau Bluthochdruck hat und ihren Blutdruck regelmäßig zu Hause misst, probiert er auch einmal die Selbstmessung. Er stellt fest, dass sein Blutdruck 160/90 ist, was ihm doch etwas hoch erscheint. Er erinnert sich an die Formel „ein normaler Blutdruck ist 100 plus Lebensalter", von der er einmal gehört hat. Er ist sich aber nicht sicher, ob das wirklich stimmt. Er beschließt, das Thema beim nächsten Arztbesuch anzusprechen.

Im Gespräch in der Ordination stellt sich heraus, dass Herr Kalk bereits einen Herzinfarkt erlitten hat und auch ein Diabetes besteht, der mit Tabletten behandelt wird.

Daraufhin meint die Ärztin: „Herr Kalk, sehr gut, dass Sie sich um Ihren Blutdruck sorgen; ich muss Sie aber enttäuschen, die Formel mit dem Lebensalter gilt schon lange nicht mehr."
Herr Kalk ist schnell von Begriff: „Also ist der Blutdruck zu hoch, richtig?"
„Ja, ganz genau, und zwar deutlich. Und weil Sie schon einen Herzinfarkt hatten, müssen wir davon ausgehen, dass Ihre Blutgefäße schon angegriffen sind."
„Oje und was heißt das jetzt für mich?"
„Der Blutdruck muss runter, und zwar auf jeden Fall unter 140/80. Außerdem sollten wir uns die Sache ein wenig genauer ansehen."

Um Herrn Kalk zu helfen, ein längeres und gesünderes Leben zu führen, wird seine Ärztin nicht nur den Blutdruck senken, sondern auch weitere begleitende Risikofaktoren (z.B. den Blutzucker oder das LDL-Cholesterin) genau unter die Lupe nehmen. Das Ziel dieser Maßnahmen besteht darin, die Gefäßverkalkung zu stoppen und weitere Komplikationen zu verhindern (Herzinfarkt und Schlaganfall).

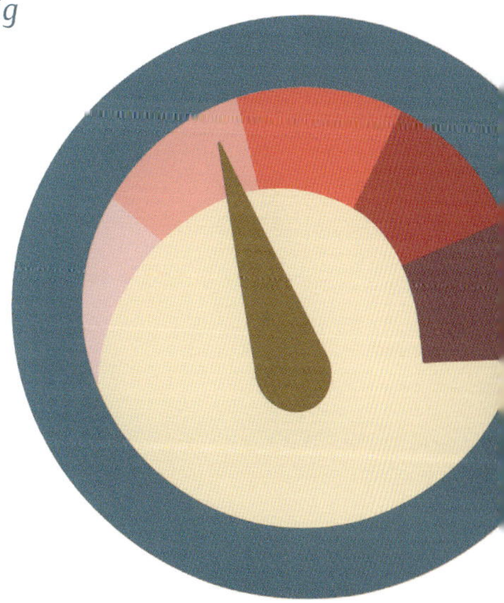

HYPERTONIE: BLUTDRUCK 140/90 ODER DARÜBER

Dies betrifft die Messung in der Ordination. Wird der Wert erreicht oder überschritten, wird Ihre Ärztin bzw. Ihr Arzt weitere Schritte in die Wege leiten. Es heißt aber nicht zwangsläufig, dass sofort eine Behandlung mit Tabletten erforderlich ist. Der Grenzwert von 140/90 wurde deshalb als solcher festgelegt, weil in klinischen Untersuchungen festgestellt wurde, dass ab diesem Wert der Nutzen einer Behandlung das Risiko einer Behandlung eindeutig überwiegt. Dieser Grenzwert gilt für alle Altersgruppen – vom Jugendlichen bis ins hohe Alter; lediglich für Jugendliche und Kinder unter 16 Jahren gelten eigene Grenzwerte.

Blutdruckkategorien nach der Höhe des Blutdrucks bei Messungen in der Ordination
Der systolische Blutdruckwert ist der erste Wert, der diastolische der zweite Wert

Blutdruckkategorie		Systolisch (und/oder)	Diastolisch
Optimal	< 120/80	< 120	< 80
Normal	< 130/85	120–129	80–84
„Hoch Normal"	bis 140/90	130–139	85–89
Grad-1-Hypertonie	bis 160/100	140–159	90–99
Grad-2-Hypertonie	bis 180/100	160–179	100–109
Grad-3-Hypertonie	darüber	180 oder höher	110 oder höher

VERDACHT AUF HYPERTONIE – DIE NÄCHSTEN SCHRITTE

Bei Verdacht auf Hypertonie gilt es zunächst, die Diagnose abzusichern. Der Blutdruck ist eine biologische Messgröße und unterliegt als solche natürlichen Schwankungen im Tagesverlauf, aber auch von Tag zu Tag. So kann etwa eine Aufregung, Schmerzen, eine psychische Belastung oder einfach nur der Umstand eines Arztbesuches den Blutdruck in die Höhe treiben. Das bedeutet nicht unbedingt, dass tatsächlich eine Hypertonie vorliegt bzw. dass gleich eine Behandlung erforderlich ist. Daher ist es zunächst wichtig, die Diagnose zu bestätigen oder eben festzuhalten, dass der Blutdruck (noch) normal ist. Jedenfalls braucht es wiederholte Messungen des Blutdrucks, am besten unter häuslichen Bedingungen. Je mehr Werte (Zahlen) gemessen und auch dokumentiert werden, desto leichter fällt es dem Arzt bzw. der Ärztin zu entscheiden, ob der Blutdruck tatsächlich zu hoch ist. Und ob eine Behandlung überhaupt notwendig und sinnvoll ist.

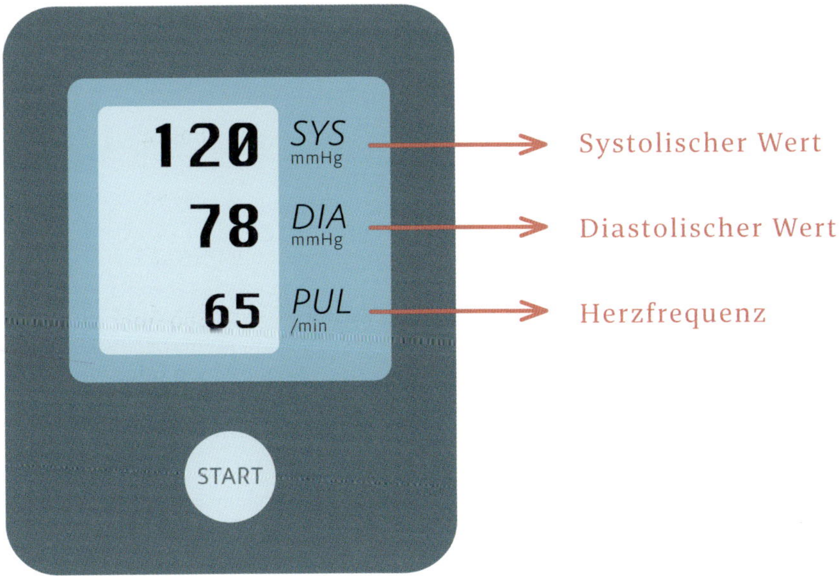

Blutdruckmessgerät

WIE MESSE ICH DEN BLUTDRUCK ZU HAUSE?

Am besten verwendet man Oberarmmessgeräte (am besten automatisch und manschettenbasiert, wobei die Manschette auch an den Umfang des Oberarmes angepasst sein sollte).

Sodann gilt Folgendes:

› Entblößen Sie den Oberarm (die Manschette soll nicht über das Hemd oder den Pullover angelegt werden).
› Nutzen Sie einen ruhigen Raum mit Zimmertemperatur.
› 30 Minuten vor der Messung sollten Sie bitte Kaffee, Essen, Medikamenteneinnahme, Nikotin, körperliche oder seelische Belastung vermeiden.
› Ihre Blase sollte leer sein.
› Setzen Sie sich für drei bis fünf Minuten ruhig hin, dabei aufrecht und mit den Füßen am Boden.
› Der Messarm liegt auf einem vor Ihnen befindlichen Tisch etwa in Herzhöhe (mittlerer Brustkorb).
› Es sollte immer jener Arm sein, an dem bei vergleichender Messung der höhere Wert gemessen wurde (meistens rechts).
› Während der Messung sollten Sie nicht sprechen.
› Legen Sie die Manschette so an, wie es in der Gebrauchsanweisung vorgegeben ist.
› Bitte zwei Messungen durchführen – dazwischen sollten eine oder zwei Minuten Pause liegen.
› Notieren Sie den zweiten Wert oder den Mittelwert (Durchschnitt) aus den beiden Messungen (das ist der „richtige“ Blutdruck).

30 Minuten vor der Messung kein Kaffee,
Essen, Medikamente, Nikotin etc.

3–5 Minuten ruhig, aufrecht und mit den
Füßen auf dem Boden sitzen

Während der Messung nicht sprechen

Zweimal messen

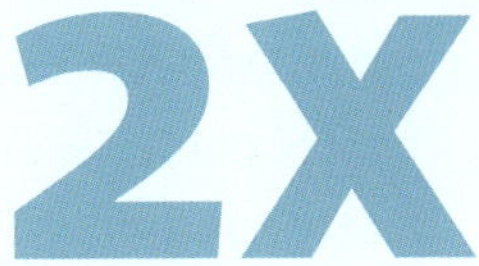

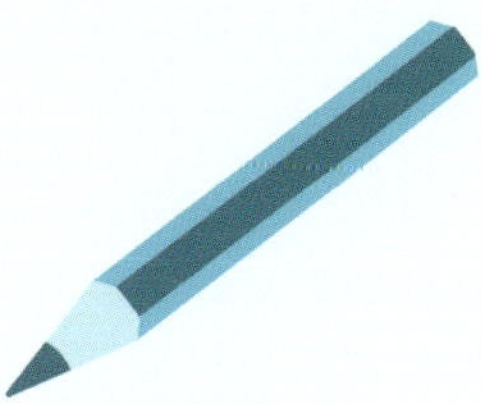

Zweiten Wert oder Durchschnittswert notieren

WIE SOLL DER BLUTDRUCK ÜBERHAUPT GEMESSEN WERDEN?

Es ist überaus wichtig, den Blutdruck so zu messen, dass die daraus ermittelten Daten auch verlässlich sind. Es kann zu falschen Schlüssen und potenziell auch zu Fehlbehandlungen führen, wenn die erhobenen Daten nicht akkurat sind – mit anderen Worten, wenn der Blutdruck nicht „richtig" gemessen wird. Die Messung des Blutdruckes erfolgt im Wesentlichen auf drei verschiedenen Wegen:

› Erstens wird der Blutdruck in der Ordination oder in der Apotheke gemessen, es ist also eine zweite Person involviert und es liegt typischerweise eine nicht häusliche Umgebung vor. In diesem Fall wird in der Literatur der Begriff „Office"-Messung verwendet.

› Die zweite Möglichkeit betrifft die Blutdruckmessung, die von Betroffenen selbst durchgeführt wird, typischerweise unter häuslichen Bedingungen. Dies ist jene Methode, die häufig zur Bestätigung (oder zum Ausschluss) der Verdachtsdiagnose Hypertonie zur Anwendung kommt. Die häusliche Blutdruckmessung erfordert einen genauen Ablauf, der aber mit einiger Übung von den Betroffenen gut durchführbar ist (siehe Tabelle und Abbildung). Aber Vorsicht: Nicht alle im Handel erhältlichen Blutdruckgeräte messen den Blutdruck auch korrekt. Nur mit validierten Blutdruckmessgeräten können Sie sicher sein, dass der gemessene Wert auch korrekt ist. Ich empfehle daher ein Messgerät zu verwenden, das nach internationalen Qualitätskriterien geprüft ist. Generell wird die Messung am Oberarm bevorzugt empfohlen. Eine Liste validierter Messgeräte finden Sie über die Homepage der Fachgesellschaften, etwa der Österreichischen Gesellschaft für Hypertensiologie (www.hochdruckliga.at) oder der Deutschen Hochdruckliga (www.hochdruckliga.de).

› Eine dritte Methode der Blutdruckmessung ist die 24-Stunden-Messung, bei der in der Ordination dem Patienten bzw. der Patientin eine Manschette und ein Speichergerät angelegt werden und in einem Zeitraum von 24 Stunden automatische Messungen erfolgen, die aufgezeichnet und automatisch ausgewertet werden können. Dabei pumpt das Gerät in vordefinierten Zeitintervallen (z.B. jede Stunde) Luft in eine um den Oberarm gelegte Manschette und misst so den Blutdruck automatisch und unter Bedingungen des Alltags.

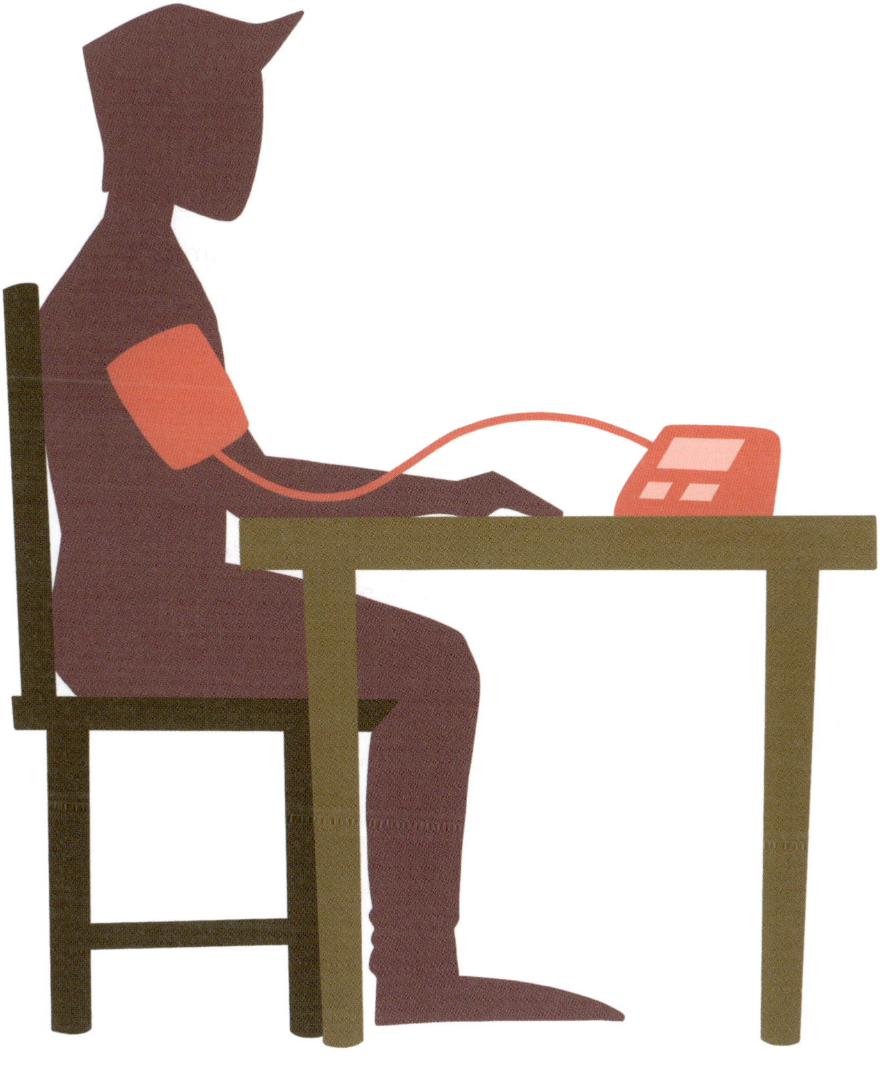

Selbstmessung zu Hause

BEISPIELE AUS DER PRAXIS

FALL 2: BLUTDRUCKMESSUNG ZU HAUSE

Frau Dampf besucht heute ihren Hausarzt. Sie hat Probleme, einen Parkplatz zu finden, und muss letztlich laufen, um pünktlich in der Ordination zu erscheinen. Sie ist auch ein wenig nervös, weil heute ihre Blutbefunde besprochen werden. Die Ordinationshilfe misst den Blutdruck; dieser beträgt 155/95.

Der Arzt meint dann: „Frau Dampf, Ihre Blutbefunde sind tadellos, aber Ihr Blutdruck gefällt mir nicht."
„Herr Doktor, das passt schon so, ich bin heute nur etwas nervös", entgegnet Frau Dampf.
„Ja, das verstehe ich. Allerdings sehe ich in meiner Kartei, dass auch Ihre Eltern hohen Blutdruck hatten. Außerdem war der Blutdruck schon letztes Mal an der Grenze. Ich denke, wir sollten jetzt ein wenig genauer hinsehen, was meinen Sie?"
„Ja schon, wenn Sie meinen. Muss ich jetzt Tabletten nehmen?"
„Nicht so schnell, Frau Dampf! Zuerst möchte ich sicher sein, dass Ihr Blutdruck wirklich zu hoch ist. Dazu möchte ich vorschlagen, den Blutdruck zu Hause zu messen, ohne Stress, ohne Zeitdruck und in Ruhe."

Frau Dampf lässt sich über die Möglichkeiten der Blutdruckselbstmessung beraten und entscheidet sich für ein Gerät mit Manschette, die um den Oberarm gewickelt wird. Der Arzt empfiehlt, zwei Wochen lang zweimal täglich (morgens und abends) den Blutdruck zu messen und die Werte zu dokumentieren.

Nach zwei Wochen kommt Frau Dampf wieder zur Kontrolle in die Praxis.

„Herr Doktor, ich habe jetzt die Werte gemessen, was meinen Sie dazu?", fragt sie.
Die Werte sind mehrheitlich unter 140/90, es gibt nur einige wenige Ausreißer mit Werten bis maximal 160/90.
„Frau Dampf, sehr gut, vielen Dank, dass Sie die Messungen so sorgfältig durchgeführt und die Blutdruckwerte auch dokumentiert haben", meint der

Arzt. „Es wird zum jetzigen Zeitpunkt keine Medikamente brauchen – das ist erfreulich. Dennoch möchte ich Ihren heutigen Besuch zum Anlass nehmen, einige Dinge zu besprechen."

Die Blutdruckwerte von Frau Dampf sind derzeit nicht so hoch, dass eine medikamentöse Behandlung unmittelbar erforderlich ist.
Allerdings bestehen einige Faktoren („Risikofaktoren"), über die gesprochen werden sollte. So besteht etwa – das wissen wir bereits – eine familiäre Vorbelastung (Eltern mit Bluthochdruck), weiters besteht bei Frau Dampf ein Übergewicht (BMI von 32) und ein Prädiabetes (HbA1c 6,1%).
All diese Faktoren machen es sehr wahrscheinlich, dass sich ein hoher Blutdruck in den nächsten Monaten und Jahren entwickeln wird. Deshalb möchte Frau Dampfs Arzt die aktuelle Visite zum Anlass nehmen, um über Lebensstilmaßnahmen zu sprechen. Es ist ein guter Zeitpunkt: einerseits, weil Frau Dampf signalisiert hat, dass sie von sich aus an der Thematik interessiert ist (sie hat den zusätzlichen Aufwand der häuslichen Selbstmessungen gerne auf sich genommen), andererseits, weil der Erfolg der Intervention (eben eine Optimierung des Lebensstils) umso wirksamer ist, je früher im Leben damit begonnen wird.

VORTEILE UND EINSATZGEBIETE DER 24-STUNDEN-BLUTDRUCKMESSUNG

› Wenn bezüglich der Diagnose oder der Notwendigkeit der Medikamentengabe aus der Blutdruckheimmessung noch Unklarheiten bestehen (z.B. Weißkittelhochdruck).
› Wenn sich in der Verlaufskontrolle Unklarheiten ergeben, die durch die Heimmessungen nicht zu klären sind.
› Bei therapieresistenter Hypertonie (wenn trotz Medikamenten der Blutdruck zu hoch bleibt).
› In der Abklärung von sekundären Formen des Bluthochdrucks.
› Zur Erkennung von Blutdruckverläufen in der Nacht.

Ungeachtet der Methode, den Blutdruck zu erfassen und zu dokumentieren, wird Ihre Ärztin/ bzw. Ihr Arzt im nächsten Schritt die Daten einer genauen Auswertung unterziehen. So können etwa ein mittlerer Blutdruckwert errechnet, die Anzahl der Messwerte über einem festgelegten Grenzwert festgestellt sowie tageszeitliche Schwankungen im Blutdruck oder auch etwaige Abweichungen vom Durchschnitt („Ausreißer"), also sehr hohe oder auch sehr niedrige Werte, identifiziert werden.

Definition des Bluthochdrucks in Abhängigkeit von der Messmethode

Messmethode			Systolisch (und/oder)	Diastolisch
Messung in der Ordination		140/90	140 oder höher	90 oder höher
Messung zu Hause		135/85	135 oder höher	85 oder höher
Blutdruckmessung über 24 Stunden	Durchschnitt über 24 Stunden	130/80	130 oder höher	80 oder höher
	Durchschnitt tagsüber	135/85	135 oder höher	85 oder höher
	Durchschnitt nachts	120/70	120 oder höher	70 oder höher

Werte in rot werden bei Überschreiten im jeweiligen Setting als zu hoch gewertet. Beispiel: Bei Messung in der Ordination erfolgt die Diagnose Hypertonie bei Werten über 140/90.

WEIẞKITTELHYPERTONIE (WHITE-COAT-HYPERTONIE)

Das Phänomen der (etwas holprig übersetzten) „Weißkittelhypertonie" beschreibt das Phänomen, dass der Blutdruck bei Messung durch die Ärztin bzw. den Arzt zu hoch ist, bei Selbstmessungen zu Hause aber nicht. Dieses Phänomen ist recht häufig und wird in der Literatur angegeben mit bis zu 40 % der Personen mit einem hohen „Office"-Blutdruck. Die Erscheinung nimmt an Häufigkeit mit zunehmendem Alter weiter zu. Bei Verdacht auf „White-coat"-Hypertonie ist die weiterführende Diagnostik entscheidend, um den Verdacht zu erhärten oder eben aus dem Weg zu räumen. Dazu sind Messungen zu Hause geeignet, seltener wird man auf die 24-Stunden-Messung zurückgreifen.

Ein hoher Blutdruck geht in der Regel mit keinerlei Symptomen einher, weswegen Betroffene auch oft keinen Grund sehen, dem Blutdruck überhaupt irgendeine grundlegende Aufmerksamkeit zu schenken. Umso wichtiger ist es daher, beginnend im mittleren Alter, regelmäßig Blutdruckmessungen durchzuführen, sei es bei Arztbesuchen aus anderen Gründen, sei es aus Eigeninitiative (z.B. in der Apotheke oder anhand der Verwendung eines Gerätes zur Selbstmessung, das vielleicht schon im Haushalt vorhanden ist), oder sei es im Rahmen einer Vorsorgeuntersuchung.

DIE DIAGNOSE BLUTHOCHDRUCK STEHT FEST – WAS NUN?

Im Anschluss an die – nun gesicherte – Diagnose einer Hypertonie erfolgt eine weiterführende, möglichst umfassende Durchuntersuchung. Diese hat den Zweck, etwaige Begleiterkrankungen und Risikofaktoren zu erkennen. Diese wiederum haben einen Einfluss auf das kardiovaskuläre Risiko und auch die Umstände der Behandlung (dazu später). Ein ausführliches ärztliches Gespräch steht hier an allererster Stelle. Weiters erfolgt eine körperliche Untersuchung, etwa die Beurteilung etwaiger Herzgeräusche mittels Stethoskop. Blutbefunde werden erhoben, ein EKG (Herzstrommessung) wird durchgeführt. Ebenso erfolgen weiterführende Untersuchungen, deren Notwendigkeit in Absprache mit Ihrem Arzt bzw. Ihrer Ärztin jeweils festgelegt wird. Dazu gehören eine Untersuchung der Augen (inklusive Augenhintergrund), eine Beurteilung der Blutgefäße (z.B. Ultraschall der Halsgefäße/Carotis) oder auch eine sonographische Untersuchung des Herzens (Herz-Echo). Die Notwendigkeit etwaiger weiterer Untersuchungen kann sich aus der ärztlichen Anamnese (dem ärztlichen Gespräch) ergeben.

MEIN EXPERTENTIPP

Der Bluthochdruck ist oft die „Spitze des Eisbergs“. Ist der Blutdruck hoch, begeben Sie sich auf die Suche nach Begleiterscheinungen: Übergewicht, hohes Cholesterin, Diabetes.

03 Hoher Blutdruck – wie behandeln?

WELCHEN NUTZEN HAT DIE BEHANDLUNG ÜBERHAUPT?

Es gibt keine andere Krankheit, für die es mehr klinische Studien gibt als den Bluthochdruck. Zahllose Studien haben die Auswirkung einer blutdrucksenkenden Behandlung auf mögliche Folgekrankheiten, in erster Linie Herzinfarkt und Schlaganfall, untersucht. Dabei hat sich gezeigt, dass ein Absenken des systolischen Blutdrucks (also der erste der beiden Blutdruckwerte) um 10 mmHg (die Einheit der Blutdruckmessung, siehe auch Fragen und Antworten am Ende des Buches) das Risiko, einen Schlaganfall zu erleiden, um etwa 35% absenkt, das Risiko eines Herzinfarktes um 20% und das Risiko, eine Herzschwäche zu entwickeln, um 40%. Diese Richtwerte sind sehr konsistent zu beobachten, unabhängig von der Höhe des Ausgangsblutdruckes, unabhängig von Alter und Geschlecht und auch unabhängig von etwaig bestehenden Begleiterkrankungen, wie Diabetes oder Nierenschwäche. Man könnte zu diesen klinischen Studien natürlich kritisch anmerken, dass die meisten Untersuchungen bei älteren Patientinnen und Patienten sowie solchen mit höherem kardiovaskulärem Risiko durchgeführt wurden, außerdem über einen Zeitraum von typischerweise nicht mehr als fünf Jahren – was deutlich kürzer ist als ein durchschnittliches Patientenleben (wenn z.B. der Hochdruck mit 55 Jahren diagnostiziert wird, kann die Behandlung schon 30 Jahre oder mehr andauern). Für praktisch-klinische Belange können wir die Ergebnisse der Studien aber auch auf andere Personengruppen extrapolieren. Daten aus Beobachtungsstudien (mit einer Laufzeit, die sich mitunter über mehrere Jahrzehnte erstreckt) unterstützen dieses Vorgehen. Im Ergebnis zeigt sich dann, dass die Schlussfolgerungen aus diesen Studien sehr wohl auch für Menschen aus anderen Altersgruppen Gültigkeit besitzen.

WANN SOLLTE NUN EINE BEHANDLUNG EINGELEITET WERDEN?

Wenn die Diagnose Hypertonie gestellt wird, ist eine Behandlung jedenfalls sinnvoll. Die jeweiligen Grenzwerte, deren Überschreiten als diagnostisch gilt, sind in der Tabelle auf Seite 35 zusammengefasst. Überschreiten heißt: Die Mehrheit der gemessenen Werte liegt über dem Grenzwert. Für praktische Belange braucht es zunächst eine gute Zahl an verlässlichen Messungen. Ich selbst empfehle, zunächst über einen Zeitraum von zwei Wochen zweimal täglich zu Hause zu messen. Die Technik der Selbstmessung ist dabei ganz entscheidend (siehe Abbildung auf Seite 28), vor allem der Faktor Ruhe – messen Sie nur dann den Blutdruck, wenn Sie ausreichend lang ruhig sitzen können. Das ist im Alltag mitunter schwierig, aber in der Phase der Diagnosestellung sehr wichtig, also wenn entschieden werden soll, ob es überhaupt eine Behandlung (bzw. Tabletten) braucht. Die gemessenen Werte sollten gut einsehbar dokumentiert werden, entweder (altmodisch) in einem analogen Blutdruckpass oder auch elektronisch mittels App am Smartphone. Im Rahmen Ihres Ordinationsbesuchs werde ich dann die Blutdruckwerte in ihrer Gesamtheit beurteilen; dabei bringe ich gerne die 1:5-Regel zur Anwendung, d.h., es ist durchaus anzunehmen (also „normal"), dass etwa jeder fünfte gemessene Wert über dem festgelegten Grenzwert liegt. Der Blutdruck ist eine Messgröße, die nicht nur im Tagesverlauf, sondern auch von Tag zu Tag einer natürlichen Schwankungsbreite unterliegt. Daher ist es ganz wichtig, diese Schwankungen in der Diagnostik zu berücksichtigen, was aber nur möglich ist, wenn eine ausreichende Anzahl an (richtig!) gemessenen Blutdruckwerten vorliegt. Mit anderen Worten: Es sollten etwa 80 % der Werte im Zielbereich liegen. Diese Faustregel gilt übrigens auch für die Verlaufskontrollen, wenn eine blutdrucksenkende Behandlung bereits eingeleitet wurde.

IMMER DER ALLERERSTE SCHRITT: LEBENSSTILMASSNAHMEN

An erster Stelle der Behandlung stehen nicht medikamentöse Maßnahmen, die ich gerne unter dem Stichwort „Lebensstil" zusammenfasse (siehe Tabelle auf Seite 41). Der Effekt, den Sie erwarten dürfen, ist vor allem dann, wenn der Blutdruck nur geringgradig erhöht ist (hoch normaler Blutdruck bzw. Grad-1-Hypertonie), durchaus relevant und führt nicht selten dazu, dass eine medikamentöse Therapie gar nicht erst begonnen werden muss. Als Faustregel gilt, dass jede einzelne Lebensstilintervention (z.B. Rauchstopp oder Gewichtabnahme) den Blutdruck um bis zu 5 mmHg senken kann. Bei hohem Ausgangsblutdruck und erfolgreicher Kombination der einzelnen Maßnahmen kann ein umso größerer Effekt erwartet werden. Eine erfolgreiche Optimierung dieser Lebensstilfaktoren trägt in jedem Fall dazu bei, die Wirkung etwaiger Medikamente zu verstärken. Es braucht dann weniger Medikamente und/oder eine kleinere Dosis. Mitunter kann auf die Einnahme von Medikamenten ganz verzichtet werden. Darüber hinaus geht ein günstiger und gesunder Lebensstil mit zahlreichen anderen Vorteilen einher. Sie können also mehrere Fliegen mit einer Klappe treffen. Daran können Sie immer denken, sollten Sie im Alltag einmal die Energie, die Lust und die Motivation verlieren, „gesund" zu leben.

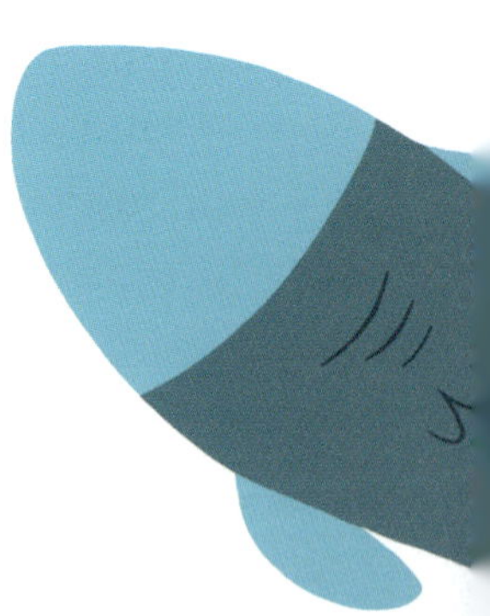

Maßnahmen bei Bluthochdruck (ohne Medikamente)
Gewichtsabnahme bei Übergewicht
Ernährung im Sinne einer mediterranen Kostform
Kochsalzkonsum einschränken (z.B. Fertigprodukte meiden)
Körperliche Aktivität – mit den Zielen des Muskelaufbaus sowie die Ausdauerbelastung und koordinative Fähigkeiten zu verbessern
Alkoholkonsum einschränken, wenn möglich ganz darauf verzichten
Rauchstopp
Stressreduzierende Maßnahmen, z.B. Atemübungen, autogenes Training, Meditation oder verwandte Techniken

Gesunde Ernährung

„Herr Doktor, welche Diät muss ich denn jetzt einhalten?“, höre ich oft, wenn es um Fragen der Ernährung geht. Im eigentlichen Wortsinn (aus dem Altgriechischen) wurde mit Diät eine umfassende Lebensführung bezeichnet. Der Begriff hat sich im Sprachgebrauch gewandelt, sodass unter dem Begriff heute eine kurzfristige Änderung der Ernährung (oft mit dem Ziel der Gewichtsreduktion) gemeint ist. Meine Antwort auf die Frage nach der besten Diät lautet daher immer: „Sie brauchen keine Diät, ganz und gar nicht, was Sie vielmehr brauchen, ist eine gesunde Ernährung.“

Da der Bluthochdruck oft im Zusammenhang mit dem „Metabolischen Syndrom“ auftritt, sind die Grundlagen der gesunden Ernährung generell auf alle Teilkomponenten sinnvollerweise anwendbar; also neben der Hypertonie auch auf den erhöhten Blutzucker (Diabetes), erhöhte Blutfette sowie auf Übergewicht und Adipositas. Ganz abgesehen davon, dass eine gesunde Ernährung für uns alle ein wichtiges Thema darstellen sollte, beeinflusst die Ernährung doch eine ganze Reihe von Krankheiten. Jedwede Anstrengung und Energie, die tägliche Ernährung zu verbessern (also nach aktuellem Wissen auszurichten), ist

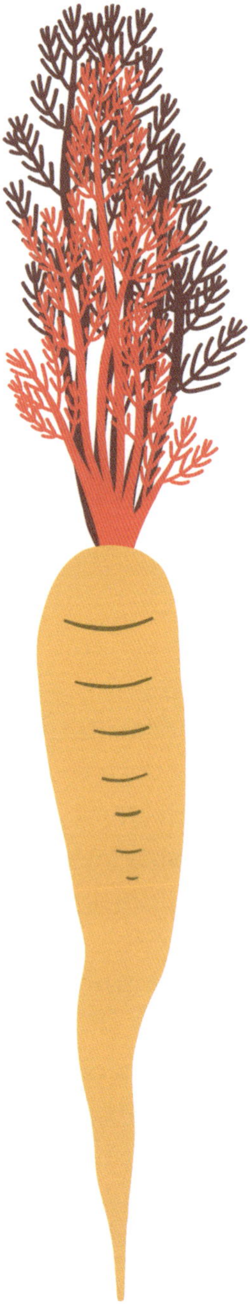

also gut investiert und sollte an Energie und Lebensqualität vielfach wieder zu Ihnen zurückkommen. Gleiches gilt übrigens für die körperliche Aktivität (siehe nächstes Kapitel).
Der Bluthochdruck ist eine chronische Krankheit, die einen langfristigen Zugang erfordert. Deshalb sind kurzfristige Änderungen der Ernährung zwar möglich, aber nur selten auch langfristig sinnvoll. Sinnvoll hingegen ist die Anpassung der Ernährungsgewohnheiten hin zu einer gesunden Ernährung, wobei das Ausmaß der Anpassung (und somit das Ausmaß der notwendigen Änderung) von der jeweiligen Ausgangssituation abhängt. Dementsprechend groß (oder gering) wird der Aufwand sein, und die Energie, die es zu investieren gilt, um die Änderung des Ernährungsverhaltens auch tatsächlich umzusetzen. Die Grundlagen sind nicht schwer zu verstehen und den meisten von uns auch durchaus geläufig. Es sind Dinge, die wir aus einem gesunden Menschenverstand heraus gut nachvollziehen können. Die Schwierigkeit ist die Umsetzung! Das heißt, die meisten von uns wissen, was zu tun wäre, schaffen es aber nicht im Alltag. Das beginnt beim Zeitaufwand, der unweigerlich mit einer gesunden Ernährung verbunden ist, führt über die Rolle der Ernährung im sozialen Umfeld zum Aspekt des Genusses beim Essen und endet mitunter ganz banal bei der Bequemlichkeit.

Was aber ist denn nun eine „gesunde" Ernährung?

Ein für viele (die meisten) Menschen guter Ausgangspunkt einer gesunden Ernährung ist die sogenannte „mediterrane Kost". Studien haben gezeigt, dass etwa bei Menschen mit hohem Gefäßrisiko die Einhaltung einer mediterranen Kost nach fünf Jahren das Erkrankungsrisiko um ein Drittel senken konnte, verglichen mit rein fettreduzierten Kostformen. Ebenso konnte wiederholt gezeigt werden, dass dadurch nicht nur der Blutdruck sinkt, sondern auch Blutzucker und Blutfette. Insgesamt also genau das, was wir uns von einer Bluthochdruckbehandlung auch wünschen. Die mediterrane Kost ist reich an Gemüse, frischem Obst, ballaststoffreichen Kohlenhydraten, Fisch, Vollkornprodukten und mehrfach ungesättigten Fettsäuren (z.B. Olivenöl). Natürlich muss nicht an jedem Tag exakt alles „richtig" gemacht werden, allerdings sollten die genannten Komponenten möglichst häufig eingenommen werden. Ebenso sinnvoll ist die großzügige Einnahme von hochvolumigen und dabei niederkalorischen Nahrungsmitteln, vorzugsweise mit einem hohen Faseranteil, z.B. Salat und Gemüse statt Nudeln oder Steaks.

Allgemeine Aspekte einer gesunden Ernährung

Gilt für uns alle (ob Bluthochdruck oder nicht)	Mein Kommentar dazu
Ausgewogenes Verhältnis von Kohlenhydraten, Fett und Eiweiß	Das Verhältnis wird auf die Person abgestimmt, je nach Indikation (z.B. Diabetes). Ausgewogen heißt, dass eine Kostform, die eine der Komponenten systematisch vernachlässigt, nicht dauerhaft sinnvoll ist (z.B. extreme Low-carb-Kostformen).
Anzahl der Mahlzeiten pro Tag	Ich empfehle drei Hauptmahlzeiten ohne weitere Zwischenmahlzeiten (Snacks).
Zufuhr von Vitaminen und Spurenelementen im notwendigen Ausmaß	Es besteht die Gefahr von Mangelzuständen bei bestimmten Ernährungsformen oder Diäten, weil diese nicht alle Vitamine und Spurenelemente beinhalten.
Frische Zubereitung der Speisen	Faustregel: Selbst gekocht ist besser als Fertigküche.
Kochen und Essen brauchen Zeit	Der Ernährung sollten Sie ausreichend Zeit widmen; das gilt für die Planung der Mahlzeiten, das Einkaufen, die Zubereitung und die Mahlzeit selbst. Gute Ernährung im Schnellverfahren gelingt selten.

Allgemeine Aspekte einer gesunden Ernährung

Es bedarf eines umfassenden Programms, wenn Abnehmen das Ziel ist	Bei kurzfristigen Diäten (insbesondere bei fehlender Analyse und Planung) ist die Gefahr groß, einen „Jo-Jo Effekt" zu erleben, also unterm Strich an Gewicht zuzulegen.
Ernährung ist alles, was der Verdauung zugeführt wird (und damit dem Organismus als Energie zur Verfügung steht)	Es besteht die Gefahr einer „Überernährung" durch die Zufuhr „unnötiger" Energie z.B. durch Essen nebenbei (Multitasking), Snacks, Naschen etc.
Nahrungsmenge (Gesamtkalorien) ist ein wichtiger Faktor	Die insgesamt zugeführten Kalorien pro Tag sind nicht alleine ausschlaggebend, aber dennoch wichtig – viele von uns essen einfach (mengenmäßig) zu viel.
Die Energiedichte der Nahrungsmittel beachten	Nicht geizen mit hochvolumigen, niederkalorischen Nahrungsmitteln, z.B. Salat, Gemüse. Energiedichte Nahrungsmittel sollten nur selten gegessen werden, z.B. Steak/Fleisch, Nudeln etc.
CO_2-Bilanz im Hinterkopf behalten	Regionale und saisonale Produkte bevorzugen, alternative Eiweißquellen (zu tierischem Eiweiß/Fleisch) erwägen.
Besonders wichtig bei Bluthochdruck	**Mein Kommentar dazu**
Salzkonsum einschränken	Fertigprodukte enthalten besonders viel Kochsalz, diese sind oft die Hauptquelle für (zu viel) Salz – besser selbst gekocht statt Fertigküche!
Mediterrane Kost	Untersuchungen haben die Vorteile der mediterranen Kostform mehrfach bestätigt.
DASH-„Diät" (dietary approach to stop hypertension)	Diese ist mit der mediterranen Kostform vergleichbar und basiert auf Vollkornprodukten, Gemüse, Fisch, Olivenöl, Nüssen und Kräutern.
Alkohol als seltenes Genussmittel betrachten oder gleich ganz meiden	Zwischen dem Konsum von Alkohol und der Höhe des Blutdrucks besteht eine lineare Beziehung – je mehr Alkohol Sie trinken, desto eher steigt der Blutdruck (am besten gleich ganz verzichten oder auf besondere Anlässe beschränken).

Blutdrucksenkende Lebensmittel

Nicht nur im Internet finden sich viele Informationen zu einzelnen Lebensmitteln, deren Verzehr den Blutdruck senken soll. Dazu wurden auch zahlreiche Studien durchgeführt, wobei deren Design nicht immer wissenschaftlichen Ansprüchen gerecht wird. Oft handelte es sich beispielsweise um reine Beobachtungsstudien, deren Aussagewert umstritten ist. Dennoch: Ganz falsch dürften einige dieser Empfehlungen nicht sein, allerdings dürfte sich der blutdrucksenkende Effekt zumeist in überschaubaren Grenzen halten. Da es sich meistens aber um durchaus gesunde Lebensmittel handelt, ist es sicher nicht verkehrt, diese auch mal öfter zu genießen.

Nur eines muss klar sein: Eine medizinisch angezeigte Blutdrucksenkung können diese Lebensmittel nicht ersetzen! Wer etwa ein Medikament einnehmen muss, sollte es auch weiterhin einnehmen und sich nicht darauf verlassen, dass er mit den nachfolgend angeführten Lebensmitteln allein seinen Bluthochdruck in den Griff bekommt. Werfen wir hier dennoch einen kurzen Blick in die Runde:

› Beerenfrüchte: Vor allem Heidel- und Erdbeeren sollen bei reichlichem Verzehr aufgrund ihres Anthocyangehalts das Risiko, einen Bluthochdruck zu bekommen, reduzieren. Bei Anthocyanen handelt es sich um sekundäre Pflanzenstoffe, die entzündungshemmend und gefäßerweiternd wirken.

› Kaliumreiche Früchte: Der hohe Kaliumgehalt in Bananen, Datteln, Birnen, Pfirsichen, Marillen oder Äpfeln soll den Blutdruck senken, da Kalium höhere Natriumwerte reduziert und Natrium als ein Verursacher von Bluthochdruck gilt.

› Rote Beete, Mangold, Spinat, Grünkohl, Bärlauch: Diese nitratreichen Gemüse weiten die Gefäße und senken dadurch auch den Blutdruck.

› Dunkle Schokolade: Auch dunkle Schokolade mit einem Kakaogehalt von mindestens 70% erwies sich in einer Verzehrmenge von nicht mehr als 30g täglich als blutdrucksenkend, da sie u.a. die Gefäßfunktion verbesserte, die Blutgerinnung hemmte und entzündungshemmend wirkte.

- Kiwis: Der hohe Vitamin-C-Gehalt in dieser Frucht kann den Blutdruck senken.
- Wassermelone: Ihr Gehalt an der Aminosäure L-Citrullin macht sie als Blutdrucksenker interessant, da aus ihr im Körper l-Arginin gebildet wird, aus dem sich wiederum Stickstoffmonoxid bildet, der die Blutgefäße entspannt.
- Hafer, Gerste: Das in ihnen enthaltene Beta-Glucan kann ebenfalls den Blutdruck senken.
- Knoblauch: Knoblauchpräparate erwiesen sich in einer Metastudie, aber auch in einigen anderen Studien als brauchbare Blutdrucksenker.
- Linsen: Zumindest in Tierstudien haben Linsen einen blutdrucksenkenden Effekt zeigen können.
- Granatapfel: Die in ihnen enthaltenen Polyphenole sollen eine blutdrucksenkende Wirkung haben.
- Zimt: Zimt senkt nicht nur den Blutzuckerspiegel, sondern auch den Blutdruck. Zumindest kurzzeitig.
- Nüsse: Die in Nüssen enthaltenen Fette, Ballaststoffe, Magnesium sowie Vitamin B und E wirken sich positiv auf die Gefäßgesundheit und damit auf den Blutdruck aus.
- Hartkäse: Die im mittelreifen Grana Padano enthaltenen Tripeptide sollen blutdrucksenkende Wirkung haben.

Weitere Lebensmittel mit blutdrucksenkendem Effekt sind Olivenöl, Meerrettich, Spargel, weiße Bohnen, Erbsen, Rhabarber, Kokosmilch und Tomatenmark.

Bewegung

Bewegung bedeutet zunächst, einen aktiven Lebensstil anzunehmen. Betrachten wir den Menschen als biologisches System, so wird rasch klar, dass der Mensch für die Bewegung im Alltag gebaut ist, was die vergleichsweise kräftig ausgebildeten Knochen und die Muskulatur nahelegen. Die Erhaltung der gesunden Körperfunktionen ist daher – den Bewegungsapparat betreffend – nur zu erwarten, wenn das System in Bewegung (im wahrsten Sinne des Wortes) gehalten wird. „Wer rastet, der rostet" heißt es treffend im Volksmund.

Welche Art von Bewegung, warum und wie oft?

Kraft und Ausdauer können trainiert werden. Training heißt Bewegung, mit dem Ziel, eine körperliche Veränderung zu bewirken, etwa einen Zuwachs an Muskelmasse oder eine Verbesserung der Gewebsdurchblutung. Durch das Training soll ein körperlicher Zustand erhalten oder verbessert werden. Durch Ausdauertraining kann etwa die Durchblutung der Organe verbessert werden (z.B. des Herzens oder der Beinmuskulatur). Krafttraining hilft beim Aufbau von Muskelmasse. Neben Ausdauer und Kraft sind auch Fähigkeiten der Koordination, der Schnelligkeit und Flexibilität wertvolle Begleiter im Leben (mit oder ohne Hypertonie).

Bei Menschen mit Bluthochdruck wird grundsätzlich eine Kombination aus 30 Minuten moderatem Ausdauertraining (etwa Nordic Walken, Joggen, Radfahren oder Schwimmen) an möglichst fünf bis sieben Tagen in der Woche und Krafttraining an zwei bis drei Tagen in der Woche empfohlen. Eine aktuelle Untersuchung deutet darauf hin, dass auch isometrische Übungen (Übungen, bei denen der Muskel angespannt ist, aber keine Bewegung stattfindet, z.B. die Pobacken zusammenkneifen oder Hocke mit Rücken an der Wand), den Blutdruck sehr wirksam senken können. Bei regelmäßiger Durchführung wohlgemerkt, was natürlich auch für alle anderen Arten von Bewegung oder Bewegungstraining gilt.

Dimensionen gesunder Bewegung im Alltag und bei Bluthochdruck

Dimension	Was kann ich tun?	Kommentar dazu
Ausdauer	Spazierengehen, Nordic Walken, Laufen, Radfahren, Schwimmen	Dreimal pro Woche (oder auch öfter) Leistungsdiagnostik erwägen (Ergometrie)
Kraft	Hanteltraining, Yoga, Gymnastik, Pilates, Fitnessgeräte, Gymnastikbänder	Zweimal pro Woche (oder auch öfter) Muskelaufbau unter professioneller Anleitung erwägen (Fitnessstudio, Physiotherapie)
Koordination	Yoga, Gymnastik, Balancieren, Pilates, Aquagymnastik, Slack line	So oft wie möglich Auch in den Alltag integrieren

Bewegung und Übergewicht

Bewegung ist immer wichtig, bei jedem von uns. Bewegung ist aber ganz besonders wichtig, wenn es zu einem Missverhältnis der Zusammensetzung des Körpers gekommen ist, wenn also auf Grundlage einer erblichen Veranlagung der Lebensstil (etwa eine ungünstige Ernährung und/oder eine sitzende Tätigkeit ohne Ausgleich in der Freizeit) zur Gewichtszunahme geführt hat. Es kommt also hier – wie bei vielen Krankheiten – zu einer unheilvollen Verzahnung von Veranlagung und Umweltfaktoren, die zur Krankheit (hier: Übergewicht) führen können. Übergewicht wird schließlich dann zum gesundheitlichen Thema, wenn es zu einem Überwiegen des Anteils von Körperfett auf Kosten der Muskelmasse kommt.

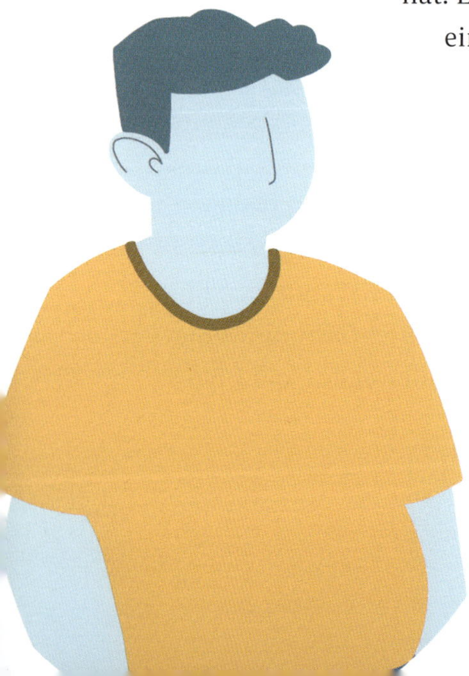

Ein Missverhältnis zwischen Muskelmasse und Fettgewebe ist in bestimmten Lebensphasen besonders stark spürbar. Etwa mit zunehmendem Lebensalter oder bei Frauen rund um die Phasen der hormonellen Umstellung, zum Beispiel in der Menopause, in den Wechseljahren. Deshalb ist Bewegung für uns alle wichtig, in jedem Alter und ohne Ausnahme. Möglichst früh im Leben damit zu beginnen ist das beste, damit sie auch zur Gewohnheit werden kann. Das Ziel der Bewegungstherapie ist es, Fortschritte in den Dimensionen Ausdauer, Kraft und Koordination zu erzielen. Maßnahmen zur Verbesserung der Ausdauer stärken den Kreislauf, Herz und Lungen, um den lebenswichtigen Sauerstoff gut und effizient im ganzen Körper verteilen zu können. Krafttraining stärkt die Muskulatur, diese wiederum sorgt dafür, dass Energie verbraucht wird und nicht – als Fettgewebe – gespeichert. Zu guter Letzt helfen Maßnahmen, die die Koordination verbessern, Komplikationen zu vermeiden, etwa Ungeschicklichkeiten und in der Folge Stürze und Verletzungen. Die Beweglichkeit der Körperteile erhält auch generell die Mobilität und Unabhängigkeit und letztlich auch die Selbstbestimmung bis hinein ins Alter. All das im Dienste der Gesundheit weit über den Bluthochdruck hinaus. Denn: Wir wollen doch alle nicht nur länger, sondern länger und gleichzeitig gut leben.

Tipps zum Abnehmen

Maßnahme	Hintergrund
Finden Sie ein Betreuungsteam	Alleine Gewicht abzunehmen, ist selten erfolgreich; suchen Sie fachkompetente Hilfe und Unterstützung (Diätologinnen/Diätologen, Ärztinnen/Ärzte etc.).
Realistische Ziele setzen	Die Ziele sollen nicht zu hoch gesetzt sein, beginnen Sie mit einem Zwischenziel (etwa zunächst das Gewicht einmal konstant zu halten).
Ziele umfassend definieren	Eine Gewichtsabnahme hat in der Regel viele (positive) Effekte, die sich nicht alle an der Waage messen lassen; zum Beispiel bessere Beweglichkeit, weniger Medikamente etc.
Zeit nehmen	Sehen Sie das Abnehmen als „Projekt“, jedes Projekt braucht zunächst Zeit, einen Plan, Leidenschaft in der Umsetzung, Mechanismen der Motivation.
Den eigenen Weg gehen	Gehen Sie Ihren eigenen Weg, lassen Sie sich nicht (zu sehr) von außen beeinflussen (inklusive Social Media).

Tipps zum Abnehmen

Ein Bündel an Maßnahmen festlegen	Es ist ein Projekt, deshalb braucht es viele kleine Schritte; natürlich in erster Linie hinsichtlich Ernährung und Bewegung – aber auch Maßnahmen des Stressabbaus, ausreichend Schlaf etc.
Verlaufskontrollen festlegen	Studien haben deutlich gezeigt: Je öfter Sie mit dem Team in Kontakt stehen, desto besser ist das Ergebnis.
Maßnahmen dokumentieren	Getreu dem Grundsatz, „was nicht geschrieben ist, ist nicht passiert", notieren Sie Ernährungsgewohnheiten, führen Sie ein Bewegungsprotokoll – teilen Sie die Aufzeichnungen so oft es geht mit Ihrem Betreuungsteam.
Verlauf dokumentieren	Verfolgen Sie den Fortschritt über die Zeit. Die Daten helfen Ihnen selbst und Ihrem Team, Ihre Stärken ebenso wie mögliche Schwachstellen zu erkennen und entsprechend darauf einzugehen.

Rauchen

Es gibt kaum ein Genussmittel, das sich als schädlicher erweist als das Rauchen. Dieses Wissen ist sehr weit verbreitet, dennoch fällt es vielen Raucherinnen und Raucher schwer, mit dem Tabakkonsum aufzuhören. Daher mein erster Rat an dieser Stelle: Gar nicht erst mit dem Rauchen anfangen. Wer aufhören möchte, dem darf ich die Worte eines bekannten Musikers ans Herz legen: Keith Richards (muss ich wirklich erklären, wer das ist?) antwortete auf die Frage, ob er eigentlich noch rauche: „Vor einem Jahr (Anmerkung: also mit damals 77 Jahren) habe ich aufgehört. Und schön war es nicht. Aber ich habe es mir abgewöhnt wie so viele andere Dinge in meinem Leben. Mir wurde einfach klar, dass es an der Zeit ist, einen Schlussstrich zu ziehen. Mit dem Heroin lief es genauso: Eines Tages ging mir auf, dass es damit reicht. Und dann habe ich eben aufgehört." (Die Zeit No. 46, 5. November 2020)

Nun, nicht allen wird es letztlich so einfach gelingen wie Keith Richards. Einfach mal machen – das ist leichter gesagt als getan. Letztlich wird auch jede/jeder einen eigenen Weg finden müssen. Eines sei dabei gleich vorab geschrieben: Die inzwischen verbreitete E-Zigarette ist kein geeignetes Ersatzmittel, auch wenn dies immer wieder gerne behauptet wird.
Natürlich kann man mit eisernem Willen vom Rauchen loskommen. Hilfreich erweisen sich vor allem Ersatzprodukte wie Nikotinkaugummi oder -pflaster. Auch Hypnose, autogenes Training usw. können gute Instrumentarien sein, um vom Rauchen loszukommen.

LEBENSSTILOPTIMIERUNG: WO UND WIE BEGINNEN?

Einen aktiven Lebensstil zu beginnen, oder auch die Ernährung umzustellen, mag für manch eine/n wie die Bewältigung eines Marathons erscheinen. Das Sprichwort sagt, dass der erste Schritt dabei immer der schwierigste ist. Viele Wege führen nach Rom, heißt es auch. Es ist also entscheidend, einmal den ersten Schritt zu gehen – hin zu einem aktiven Lebensstil. Fordern Sie den inneren Schweinehund zum Duell und besiegen Sie ihn.
Beginnen Sie damit, Bewegung in den Alltag zu integrieren. Zum Beispiel ab sofort den Aufzug (oder die Rolltreppe) beiseite zu lassen und stattdessen über die Stiege das Büro, den Arbeitsplatz erreichen. Oder die kurze Runde mit dem Hund Stück für Stück auszudehnen, schon nach kurzer Zeit kann ein schöner, ausgedehnter Spaziergang daraus werden (der Hund darf dann auch mal zu Hause bleiben, wenn er/sie es wünscht).
„Ja, aber Herr Doktor, das weiß ich ja alles schon, ich habe auch schon so viel versucht, ich schaffe es aber einfach nicht."
Natürlich ist es recht einfach, gute Ratschläge zu geben. Und natürlich spielen die Psychologie des menschlichen Verhaltens (beginnend beim inneren Schweinehund) und die Macht der Gewohnheit hier immens wichtige Rollen. Viele Verhaltensmuster erwachsen aus der Gewohnheit, das heißt es wurde immer so gemacht, und immer gibt es 100 (oder 1000) Gründe etwas nicht zu tun. „Versuchen Sie es doch mit Radfahren", schlage ich dann gerne vor.

„Das geht nicht weil...“, bekomme ich dann zur Antwort. „Na gut, und wie wäre es dann mit Spazierengehen?“ „Das geht auch nicht, weil...“ Das könnte ein guter Moment im Gespräch sein, dem/der PatientIn folgende Aufgabe zu stellen: „Sie haben mir jetzt 2, 3 Gründe genannt, warum es nicht funktionieren kann, gute Gründe, wie ich glaube. Trotzdem möchte ich jetzt den Spieß gerne umdrehen. Überlegen Sie bitte jetzt, warum es doch funktionieren könnte mit der Bewegung - nur 2 oder 3 Gründe.“ Also nicht nur die Grenzen zu sehen und die Hürden, sondern auch die vielen Möglichkeiten, die zu suchen - und zu finden - sich allemal lohnt. Im Idealfall gelingt es, die Bewegungseinheit als positive Erfahrung zu erleben. Eine gute Erfahrung führt wiederum zu höherer Motivation aus sich selbst heraus (der Schweinehund liegt in der Ecke und döst vor sich hin), schon steht die nächste Einheit auf dem Programm und wieder fühle ich mich wohl. Das Ziel ist es, einen Erfolgszyklus zu beginnen, der - mit kleinen Schritten - wie eine Spirale wegführt von der (lebens-) gefährlichen Gewohnheit hin zu einem gesunden Lebensstil.

BEISPIELE AUS DER PRAXIS

FALL 3: OPTIMIERUNG DES LEBENSSTILS: JE FRÜHER DESTO BESSER

Lebensstilmaßnahmen sind außerordentlich gesundheitswirksam, vergleichsweise kostengünstig und praktisch frei von unerwünschten (Neben-) Wirkungen (im Gegensatz etwa zu Medikamenten, die immer auch die Möglichkeit einer unerwünschten Wirkung mit sich bringen). Nur Gutes also – aber warum ist es dann so schwer, fragt man sich mitunter, die Ratschläge zum Thema Lebensstil auch im Alltag umzusetzen? Hören wir in ein Gespräch zum Thema „Lebensstil":

„Herr Breit, ich möchte heute das Thema Lebensstil ansprechen."
„Oh ja gerne, kein Problem."
„Zunächst möchte ich einige Bereiche thematisieren und sehen, wie es Ihnen da so geht."
„Hmm, ja gut, dass Sie fragen, leider hatte ich dafür in den letzten Monaten nicht viel Zeit. Kaum Bewegung; und die Ernährung auch nicht gerade vorbildhaft."

Viele Menschen wissen bereits über die Bedeutung von Ernährung und Bewegung Bescheid. Und das ist auch gut so. Lebensstil umfasst aber noch einige weitere Dimensionen. Hierzu gehören der Schlaf (die Schlafqualität), die Einnahme von Nikotin (Rauchen) und häufig der Alkohol.
Bei hohem Blutdruck spielt auch der Konsum von Kochsalz eine wichtige Rolle. Während das Rauchen als Einzelfaktor den größten gesundheitlichen Schaden anrichtet (Krebsrisiko und Gefäßrisiko), spielen die Faktoren Ernährung und Bewegung in Summe und für die allermeisten Menschen wohl die größte Rolle im Gefüge der Faktoren eines gesunden Lebensstils. Jeden Tag essen wir, jeden Tag bewegen wir uns, Jahr und Tag, Monate, Jahrzehnte, ein ganzes Leben lang. Dadurch können auch kleine Änderungen (Verbesserungen!) große Effekte bewirken.

„Sehr gut Herr Breit, da haben Sie schon zwei wichtige Themen angesprochen. Wie sieht es denn aus mit der Bewegung? Gehen Sie manchmal spazieren oder fahren Sie vielleicht mit dem Rad?"

„Ja wissen Sie, dazu bleibt mir leider keine Zeit. Außerdem renne ich eh den ganzen Tag!"

Maßnahmen des Lebensstils erfordern einen speziellen Fokus, eine bewusste Aufmerksamkeit und oft auch eine bewusste Anstrengung.
Es ist selten möglich, gleichsam nebenbei nachhaltige Effekte zu erzielen und auch tatsächlich Fortschritte zu machen. So hat sich etwa in einer Studie gezeigt, dass Bewegung am Arbeitsplatz kaum günstige Auswirkungen auf die Gesundheit hat, umso mehr aber die Bewegung in der Freizeit.

„Wie sieht es in der Freizeit aus, was sind denn so Ihre Hobbys?"
„Ja, einen Hund haben wir, mit dem gehe ich regelmäßig spazieren. Und im Haus und im Garten gibt es immer was zu tun."

Im nächsten Schritt bemühe ich mich, den Bewegungsumfang sowie die Intensität der Bewegung zu erfragen. Grundsätzlich gilt, dass jede Art der Bewegung (also auch die von Herrn Breit genannten Aktivitäten) günstig ist. Allerdings wird die Geschichte dann doch etwas komplexer – und aufwändiger –, wenn es darum geht, die Bewegung gleichsam als „Medikament" einzusetzen. Dann braucht es einen Plan, der Umfang, Intensität und Art der Bewegung (Ausdauer, Kraft, Koordination) umfasst.

„Herr Breit, Sie haben also gemeint, Sie würden mit dem „Nordic Walken" beginnen wollen. Das finde ich ausgezeichnet. Darf ich vorschlagen, die jeweiligen Trainingseinheiten hier in diesem Büchlein zu dokumentieren. So können wir nächstes Mal über Ihre Erfahrungen sprechen und mögliche weitere Schritte überlegen."

Ähnlich wie beim Blutdruck (oder etwa auch beim Blutzucker) empfehle ich, die bewusste Bewegung (also etwa Nordic Walken) auch zu dokumentieren. Einerseits, um Motivation zu geben, andererseits, um einen Überblick über den Status quo zu gewinnen und sich dann in weiteren Schritten allmählich einem strukturierten Programm anzunähern. All dies immer in Absprache und nach den individuellen Möglichkeiten des/r Betroffenen.

„Jetzt zum Thema Essen: Wie sieht denn ein typischer Tag aus? Wie viele Mahlzeiten essen Sie denn üblicherweise?"

Ich stelle diese Frage gerne vorneweg, um dem/der Betroffenen Gelegenheit zu geben, einmal im groben Überblick darüber nachzudenken, wie der Essensplan im Tageszyklus überhaupt aussieht. Die Beantwortung dieser zunächst simpel erscheinenden Frage braucht daher erfahrungsgemäß auch einige Minuten.

„Und haben Sie schon einmal eine strukturierte Ernährungsberatung mitgemacht?"
„Herr Doktor, mit Verlaub, ich kenne mich beim Essen sehr gut aus. Ich denke, es liegt da eher an der Umsetzung."

Informationen zum Thema Ernährung finden wir an jeder Ecke. Insbesondere durch den niederschwelligen Zugang zu Informationen aus dem Internet (inklusive soziale Medien) sehen wir uns einer Flut an Informationen gegenüber. Das ist aber nicht immer ein Vorteil. Auch für Expertinnen und Experten ist es oft schwierig, die Spreu vom Weizen zu trennen, also jene Informationen herauszufiltern, die aus verlässlicher Quelle kommen und für Betroffene selbst auch tatsächlich relevant sind. Mit anderen Worten: Es braucht in der Regel Fachleute, die das so wichtige Thema Ernährung inhaltlich nach dem letzten Stand der Medizin und Wissenschaft beurteilen können und – vielleicht noch wichtiger – dem/der Betroffenen helfen können, die Inhalte auch „auf die Straße" zu bringen. Eben das Wissen auch im täglichen Alltag richtig und konsequent umzusetzen.

Lebensstil – Tipps für den Alltag

Stiegensteigen statt Aufzug oder Rolltreppe

Viele Menschen finden nicht die Zeit für ausreichend Bewegung, was sich besonders bei sitzender Tätigkeit (etwa Büroarbeit, inklusive Homeoffice) ungünstig zu Buche schlägt. Um demnach Bewegungseinheiten nicht nur auf die Freizeit und das Wochenende zu beschränken, lohnt es sich, über Möglichkeiten nachzudenken, mehr Bewegung in den (Berufs-) Alltag zu integrieren. Stiegensteigen ist ein einfaches und sehr wirksames Beispiel dafür. Es erfordert anfangs einige Überwindung (wie viele Maßnahmen des Lebensstils), etwa nicht dem Strom der Menschen Richtung Rolltreppe zu folgen, sondern die Stiegen zu nehmen. Oder den Aufzug zu ignorieren und stattdessen über die Treppe das entsprechende Stockwerk zu erreichen.

Zu Fuß gehen (Radfahren), wo immer Sie Gelegenheit finden

Der Gedanke lässt sich leicht ausdehnen und weiterführen – das Stiegensteigen ist nur ein Beispiel. Ebenso können Sie das Auto bewusst in einiger Distanz zu Ihrem Arbeitsplatz abstellen, die U-Bahn vielleicht schon eine Station früher verlassen (oder bei gutem Wetter vielleicht sogar zwei?) und den Rest der Strecke zu Fuß gehen. Oder die Mittagspause für einen Spaziergang nützen oder einen ihrer alltäglichen Wege zu Fuß zurücklegen, sei es, um eine Mahlzeit abzuholen oder einzunehmen. In der Freizeit können Sie gerne auch Ihre Einkäufe zu Fuß erledigen, morgens zum Bäcker oder in die Trafik für die Zeitung oder den Lottoschein. Für etwas größere Distanzen – oder wenn Sie umfangreichere Einkäufe tätigen oder auch auf dem Weg zum Bahnhof – nehmen Sie doch das Fahrrad und lassen Sie das Auto in der Garage. Wann immer Sie können. Mit der richtigen Ausrüstung bei (fast) jedem Wetter.

Besorgen Sie sich ein Fitnessarmband/einen Schrittzähler

Fitnessbänder oder Apps fürs Smartphone bieten eine simple Möglichkeit, die Tagesaktivität auch zu messen. So kann man sich ein Ziel setzen (z.B. 8.000 Schritte am Tag) und die Fortschritte kontrollieren. Die erhobenen Messwerte können Sie dann gerne notieren und beim folgenden Besuch in der Ordination oder Klinik (mit berechtigtem Stolz) Ihrem Arzt bzw. Ihrer Ärztin oder Ihrem Behandlungsteam präsentieren.

Beginnen Sie den Tag mit einem Frühstück/Nehmen Sie eine Lunchbox in die Arbeit mit

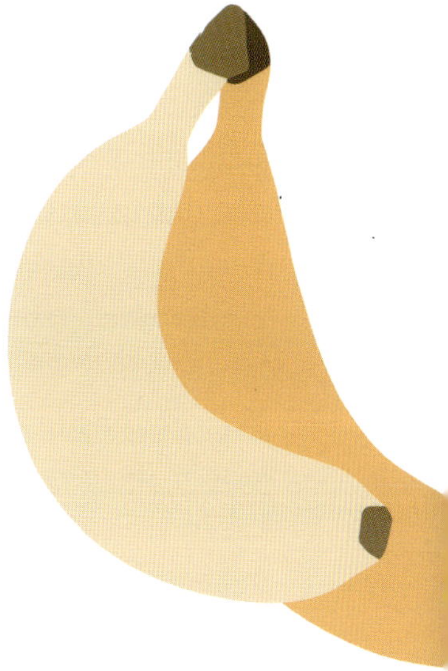

Gerade im Berufsalltag ist die Zeit in der Früh oft knapp bemessen. Bereiten Sie zum Beispiel bereits am Vorabend ein Müsli vor, Haferflocken, frisches Obst nach Saison (etwa Äpfel), etwas Milch und Naturjoghurt. Morgens dann noch etwas Knuspermüsli drüber („für den Geschmack und ein paar „schnelle" Kohlenhydrate"), Milch dazu – fertig ist das gesunde und wohlschmeckende Energiefrühstück. Viele meiner Patientinnen und Patienten haben verlernt zu frühstücken, starten nur mit einem Kaffee in den Tag. Allerdings legen jüngste Untersuchungen nahe, dass das Frühstück vermutlich die wichtigste Mahlzeit im Tageszyklus darstellt.
Viele Menschen sind tagsüber unterwegs, sitzen in Büros am Stadtrand (wo es keine Möglichkeit gibt, sich mittags eine gesunde Mahlzeit zu holen) oder kommen in oft kurz bemessenen Pausen nicht dazu, etwas anderes zu besorgen als ein schnelles Stück Pizza, eine Bratwurst oder eine Wurstsemmel.
Ebenso wie das Frühstück, sollte sich auch das Mittagessen vorbereiten lassen, etwa in Form eines kalten (jedoch ebenso gesunden wie wohlschmeckenden) Imbiss. Auch hier kann man am Vorabend bereits ein Mittagessen vorbereiten und dann in der Früh mitnehmen. Alternativ bieten viele Supermärkte inzwischen auch Salate, Bowls und viele frisch zubereitete Speisen auch im vegetarischen bzw. veganen Bereich an. Und auch viele Restaurants/Gasthäuser liefern mittags frisch zubereitete gesunde Menüs (es muss ja nicht unbedingt das Schnitzel mit Pommes sein). Prinzipiell empfehle ich, drei Mahlzeiten am Tag einzunehmen und auf Zwischenmahlzeiten zu verzichten.

Nehmen Sie sich Zeit zum Essen

Das beginnt bei der Planung der Mahlzeiten, beim Einkauf und führt über die Zubereitung (das Kochen) zur Mahlzeit selbst. Es ist schon so, dass viele Menschen, zumal wenn sie im Berufsleben stehen oder Angehörige zu versorgen haben, gerade in der Zeit der Hauptmahlzeiten morgens, mittags und abends unter Zeitdruck stehen. Dennoch lohnt es in all diesen Fällen, systematisch nach Möglichkeiten in der Verbesserung der Abläufe zu suchen und Zeit für sich selbst zu finden, Zeit für das lebenswichtige „Ereignis Mahlzeit". Ein Ereignis, das in unserem Alltag allzu oft zurückgestuft wird hinter all die anderen Verpflichtungen und Aktivitäten. Geben Sie doch der Mahlzeit wieder einen Stellenwert, geben Sie dem Essen die Priorität, die es verdient.

Verwenden Sie kleine Teller, starten Sie mit einem Salat, kauen Sie lange und vermeiden Sie Multitasking

Essen ist ein komplexer Vorgang, der nicht auf die reine Aufnahme der Inhaltsstoffe reduziert werden darf. So und so viele Kohlenhydrate, dann noch Fett, Vitamine und diese und jene Spurenelemente. Das ist der Ansatz, den der Analytiker und Wissenschafter in mir meinen Patientinnen und Patienten vermitteln möchte. Aber Essen ist ja so viel mehr. Es beginnt bei der Optik, beim Aussehen der zubereiteten Speisen, dazu kommt der Geruch, der auch ganz wesentlich den Geschmack beeinflusst. Die Gesellschaft, in der wir das Essen zu uns nehmen, und viele andere Faktoren tragen dazu bei, dass jede Mahlzeit nicht nur reine Nährstoffaufnahme ist, sondern ein Ereignis, dem Sie ausreichend Zeit und Raum geben sollten. Für viele meiner Patientinnen und Patienten ist eine Gewichtsreduktion Teil des Behandlungszieles. Besonders wenn die Kilos purzeln sollen, rate ich dazu, dem Sättigungsgefühl im Verlauf der Mahlzeit großes Augenmerk zu schenken.
Die Biologie des Menschen schreibt vor, dass im Augenblick der Sättigung die weitere Nahrungs- und damit Energiezufuhr nicht mehr sinnvoll ist und damit auch der wichtigste Impuls überhaupt, zu Messer und Gabel zu greifen, wegfällt. Es ist daher ausdrückliches Ziel (insbesondere, wenn

eine Gewichtsabnahme erwünscht ist), ein Sättigungsgefühl herzustellen. Das Sättigungsgefühl wird zentral gesteuert, das heißt, es gelangen Signale aus dem Verdauungstrakt ins Gehirn, entweder direkt über entsprechende Nervenleitungen (das geht recht schnell) oder indirekt durch die Freisetzung von Botenstoffen (Hormonen), die Signale ans Gehirn senden (das dauert etwas länger).

Wie kann das gelingen? Durch gutes Kauen etwa. Zunächst erfolgt durch die Arbeit der Zähne eine mechanische Zerkleinerung. Langes und sorgfältiges Kauen erleichtert den biologischen Verdauungsablauf, indem bereits in der Mundhöhle ausreichend Enzyme freigesetzt werden, die wie chemische Scheren die Nahrung zerkleinern. Sobald sich der Magen durch die Nahrung ausdehnt, werden dann richtig viele Botenstoffe ans Gehirn geschickt.

Deshalb empfehle ich Salat zur Vorspeise, der vorneweg eine niederkalorische Dehnung der Magenwände bewirkt. Dazu reichlich hochwertiges Fett, etwa Olivenöl. Die Fettkomponente (Olivenöl) verzögert den Transport der Nahrung in den Darm – so entsteht allmählich das Gefühl, dass der Magen voll und man satt ist. Das Ziel besteht darin, sich nicht zu schnell zu viele Kalorien zuzuführen. Etwa durch zu rasches und in der Hektik des Alltages oft unbedachtes Essen. Schicken Sie doch eine E-Mail ans Gehirn, in der geschrieben steht: Liebes Gehirn, ich habe jetzt gegessen, mein Magen ist voll. Darauf das Gehirn: Oh, danke für die Information, ich bin jetzt satt, es reicht dann mal. Und schon lehnen Sie sich zufrieden zurück, legen Messer und Gabel beiseite und genießen abschließend noch den (energieneutralen) Espresso (oder kleinen Braunen).

Wir sprechen auch von der Psychologie des Essens. Der Umstand, dass die Verwendung kleiner Teller dazu führt, dass das Gefühl der Sättigung rascher eintritt, ist erstaunlich, aber nur ein weiteres Beispiel dafür, wie es gelingt, unser Gehirn hier und dort auch einmal auszutricksen. Und das zu einem guten Zweck. Ich empfehle auch, beim Essen nur zu essen, sich ganz dem Essen zu widmen. Und nicht nebenbei am Smartphone die aktuellen Nachrichten und/oder E-Mails abzulesen oder das Fernsehgerät laufen zu lassen. Nützen Sie die Zeit der Mahlzeit und verbringen Sie dabei Zeit mit Ihrer Familie, mit Ihren Arbeitskolleginnen und -kollegen oder ihren Freundinnen und Freunden.

Sorgen Sie für ausreichend guten Schlaf

Untersuchungen weisen darauf hin, dass sowohl die Dauer des Schlafes als auch dessen Qualität die Körperfunktionen wesentlich beeinflussen. Eine durchschnittliche Schlafdauer von sieben bis neun Stunden wird allgemein empfohlen. Im Besonderen hat sich gezeigt, dass zu wenig (aber auch zu viel) Schlaf sich auf die Insulinresistenz und somit auf Komponenten des metabolischen Syndroms (inklusive Blutdruck) ungünstig auswirken kann. Auch eine anhaltend schlechte Schlafqualität kann zu Stressreaktionen führen und damit zur Freisetzung von Stresshormonen, die wiederum den Blutdruck ansteigen lassen.

Alkohol – leere Kalorien

Insbesondere wenn Sie an Körpergewicht verlieren wollen, verzichten Sie besser ganz auf Alkohol. Zudem führt der Genuss von Alkohol zu einem Anstieg des Blutdrucks, steht also einer Behandlung der Hypertonie unmittelbar im Wege. Denken Sie daran, dass Alkohol ein reines Genussmittel ist, ohne jeden Nährwert. In Summe ist Alkohol (in welcher Form oder Menge auch immer) der Gesundheit jedenfalls keineswegs zuträglich.

Die Mittelmeerdiät

Die Ernährung, die sich an den Gewohnheiten der Mittelmeerländer orientiert, verbindet diätologische Grundsätze und spezielle Verhaltensweisen. Es ist keine Diät im eigentlichen Sinn, die man mit einem bestimmten Ziel über eine gewisse Zeit hinweg verfolgt. Vielmehr stellt sie einen Zugang zum Kochen, Essen und Genießen dar, den man sich am besten grundlegend und dauerhaft angewöhnt und lebenslang beibehält. Aufgrund der in Studien gezeigten günstigen gesundheitlichen Auswirkungen ist die „Mittelmeerdiät“ auch fixer Bestandteil unserer individuellen Ernährungsberatung. Sie enthält frisches Gemüse und Obst, Nüsse, Hülsenfrüchte und Olivenöl, Vollkornprodukte, und an Fleisch bevorzugt Fisch und Huhn. Frische Kräuter und Gewürze tragen dazu bei, dass die Küche nicht langweilig ist, obwohl die weit verbreiteten (unter gesundheitlichen Aspekten allerdings deutlich weniger vorteilhaften) Geschmacksträger Salz und Butter nur sparsam zum Einsatz kommen.

Es sei allerdings darauf hingewiesen, dass die mediterrane Kost auch in den europäischen Mittelmeerstaaten immer mehr an Bedeutung verloren und der Griff zu Burgern, Döner und anderen Fastfoodprodukten auch hier leider zugenommen hat, was sich auch am Anstieg von Adipositas in diesen Ländern ablesen lässt.

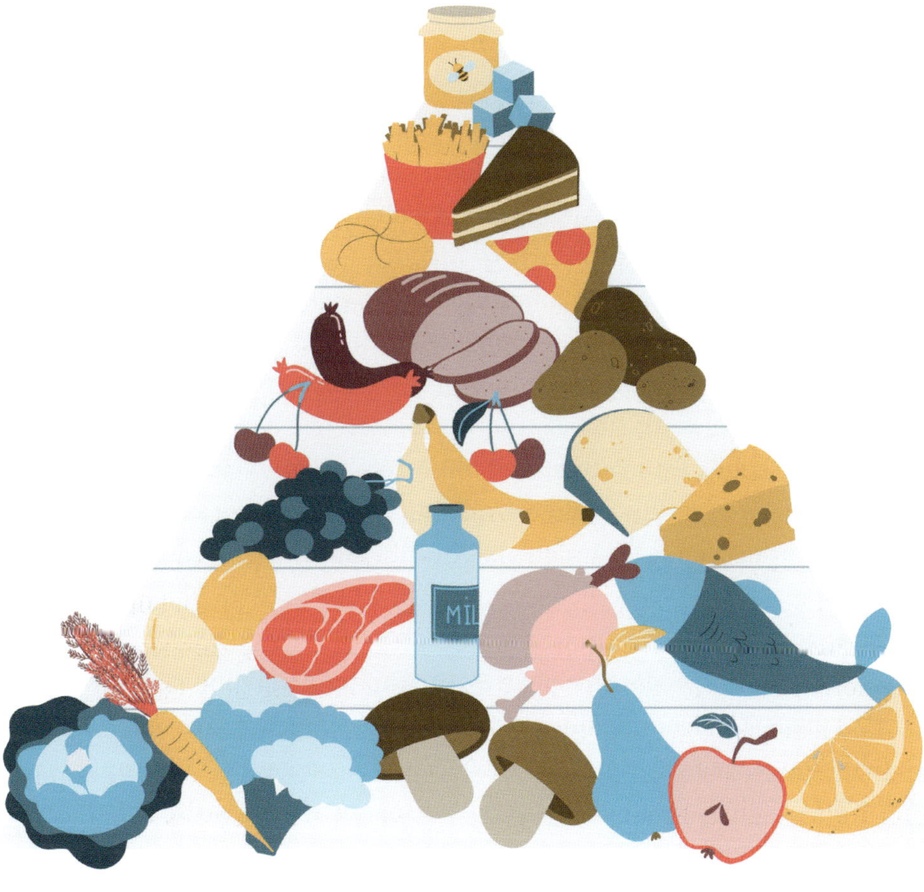

Ernährungspyramide der Mittelmeerdiät

Leberfasten

Die Leber ist ein zentrales Organ der Nahrungsverarbeitung, in dem Substanzen (inklusive Zucker) verarbeitet, gespeichert, freigesetzt und schließlich – über den Darm – aus dem Körper ausgeschieden werden. Die gut funktionierende Leber hat somit eine entscheidende Rolle im Energie- und Nährstoffhaushalt. Bei Übergewicht, Diabetes und Störungen des Fettstoffwechsels (angezeigt etwa durch erhöhte Triglyceridwerte im Blut) gelangt allerdings nicht selten Sand ins Getriebe und es kommt zur Speicherung von überschüssiger Energie – in Form von Fett in der Leber. Die Verfettung der Leber (Steatose) ist eine unerwünschte Folge. Dieser Entwicklung kann durch diätetische Maßnahmen gegengesteuert werden. Anhand des sogenannten „Leberfastens" in Form eines speziell zusammengestellten Ernährungsplans verfolgen wir das Ziel, durch den Abbau von Leberfett diese metabolisch zu entlasten. Dabei kommen typischerweise auch eiweißhaltige „Shakes" (in Milch oder Wasser aufgelöstes Pulver) als Mahlzeitenersatz zum Einsatz. Mitunter führt das Leberfasten nicht nur zu einer Gewichtsreduktion, sondern es können auch (blutdrucksenkende) Medikamente reduziert werden. Gerade weil sich also weitreichende Veränderungen in den Körperfunktionen einstellen können, empfehle ich, derartige Maßnahmen nur unter ärztlicher und diätologischer Aufsicht und Beratung durchzuführen. Leberfasten kann auch im Intervall durchgeführt werden (z.B. zwei- bis dreimal im Jahr für wenige Wochen), was von vielen Patientinnen und Patienten aus praktischen Gründen als Vorteil empfunden wird.

Low-Carb-Diäten

Low Carb bedeutet, dass der Anteil an Kohlenhydraten (zugunsten von Eiweiß und Fett) bewusst gering gehalten wird. Auch hierzu hat sich erst in jüngster Zeit ein klares Bild gezeigt. Eine kohlenhydratreduzierte Ernährung ist bei Hypertonie in Kombination mit Übergewicht sinnvoll und sollte jedenfalls erwogen werden. Dabei wird die Menge an Kohlenhydraten im Tagesverlauf reduziert. Einzelne Mahlzeiten können durch proteinhaltige Shakes ersetzt werden. Diese sollten gut gewählt und unter ärztlicher Begleitung eingenommen

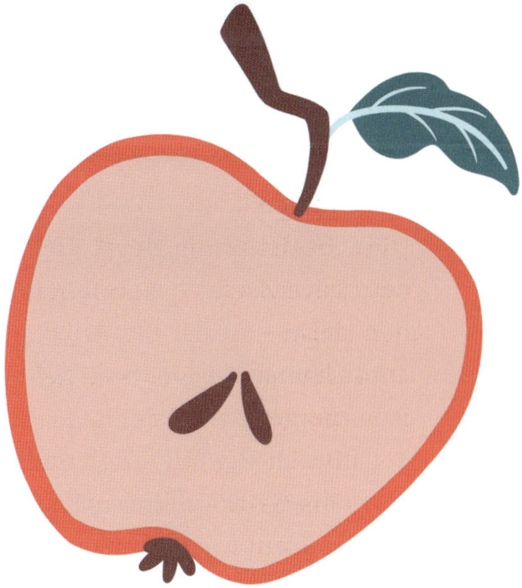

werden (bei Proteinshakes ist die exakte Zusammensetzung und Qualität der Herstellung zu beachten). Da überdies Kohlenhydrate eine nahezu unverzichtbare Energiequelle (etwa für das Gehirn und bei körperlicher Anstrengung) darstellen, erfordert die Erstellung eines Low-Carb-Speiseplanes unbedingt eine fachkundige diätologische Beratung und Begleitung.

Vegetarisch/vegan

Ernährungsformen, die die Einschränkung tierischer Eiweiße zum Ziel haben, sind prinzipiell sinnvoll. Auch unter dem Gesichtspunkt der globalen Nachhaltigkeit (höhere CO_2-Belastung in der Produktion tierischer im Vergleich zu pflanzlichen Nahrungsmitteln). Bei rein veganer Ernährung (vor allem, wenn sie über einen langen Zeitraum strikt durchgeführt wird) kann es allerdings zu relevanten Mangelzuständen kommen (etwa Eisen oder Vitamin B12). Bei diesen Ernährungsformen ist daher eine kontinuierliche diätologische Begleitung besonders wichtig.

LEBENSSTILOPTIMIERUNG SCHÖN UND GUT – ABER WANN BRAUCHT ES NUN MEDIKAMENTE?

Bis hierher habe ich in diesem Kapitel versucht, Ihnen zu vermitteln, wie wichtig es ist, einen gesunden Lebensstil mit Nachdruck zu verfolgen. Dennoch wachsen auch hier die Bäume nicht in den Himmel. Mit anderen Worten: Seien Sie nicht enttäuscht, wenn trotz Ihrer intensiven Bemühungen, den Lebensstil zu optimieren, Ihre Ärztin bzw. Ihr Arzt Ihnen verkündet, dass es zusätzlich Medikamente braucht, um Ihre Blutdruckziele zu erreichen. Und zwar „zusätzlich", das heißt, eine Optimierung des Lebensstils bleibt auch nach Einleitung einer medikamentösen Therapie weiterhin auf der Tagesordnung und sollte demnach auch im ärztlich-therapeutischen Gespräch immer Thema sein.

Blutdrucksenkende Medikamente werden also dann verschrieben, wenn es trotz Optimierung des Lebensstils nicht gelingt, den Blutdruck in den gewünschten Bereich zu bringen. Dies gilt vor allem für leichte Formen des Bluthochdrucks. Ist der Blutdruck allerdings bei Diagnosestellung bereits deutlich erhöht (über 160/100 mmHg; Grad-2- und Grad-3-Hypertonie, siehe Tabelle auf Seite 26), werden in der Regel blutdrucksenkende Medikamente sofort verordnet, gleichzeitig mit der Empfehlung, die Maßnahmen der Lebensstiländerung einzuleiten oder zu intensivieren. Die gute Nachricht ist, dass es eine Vielzahl an Medikamenten gibt, somit auch eine Vielzahl von Möglichkeiten, um jenes Medikament herauszufinden, das der/dem Betroffenen nicht nur ausreichend gut den Blutdruck senkt, sondern das daneben auch am besten vertragen wird (hinsichtlich möglicher unerwünschter Wirkungen oder Unverträglichkeiten). Neben dem Wirk- und/Nebenwirkungsprofil des Medikamentes wird Ihre Ärztin bzw. Ihr Arzt insbesondere auch etwaig bestehende Begleiterkrankungen in die Überlegungen einbeziehen.

MEIN EXPERTENTIPP

Die Behandlung des Bluthochdrucks ist „multifaktoriell“. Verschiedene Angriffspunkte werden in den Fokus genommen. Maßnahmen des Lebensstils sind fundamental wichtig für einen nachhaltigen Erfolg in der Behandlung des Bluthochdrucks.

WIE HOCH SOLL DER BLUTDRUCK ÜBERHAUPT SEIN?

Diese Frage lässt sich aus zwei Blickwinkeln beantworten. Aus dem Blickwinkel der Diagnose, dann geht es um die Frage: „Ist der Blutdruck überhaupt so hoch, dass eine Behandlung sinnvoll ist?" Und aus dem Blickwinkel der Behandlung, dann sollte ein Behandlungsziel festgelegt werden. Dann lautet die Frage: „Wie hoch sollte der Blutdruck sein, damit durch die Behandlung/die Medikamente ein optimaler Nutzen erzielt werden kann?" Also sollte der Blutdruck etwa unter Behandlung so niedrig sein, dass das Gefäßrisiko möglichst gering ist (z.B. < 140/90 mmHg), aber auch wieder nicht gar so niedrig (z.B. systolisch unter 100), sodass es zu unerwünschten Wirkungen kommt, z.B. Müdigkeit und Schwindelzustände.

Generell ist schon einmal viel gewonnen, wenn unter Behandlung die Blutdruckwerte unter einem Wert von 140/90 mmHg liegen. Die Sache wird etwas komplizierter, wenn wir das „Kleingedruckte" hernehmen, also ins Detail gehen. Es beginnt bei der Blutdruckmessung. Das genannte Ziel von 140/90 mmHg gilt für die Messung in der Ordination. Wird der Blutdruck zu Hause gemessen – was bei den meisten Betroffenen der Fall sein sollte –, wird ein etwas niedrigerer Wert anzunehmen sein. Wir erinnern uns, in der Aufregung des Arztbesuches können wir davon ausgehen, dass der Blutdruck generell etwas höher ist. Streng genommen gibt es zur Frage, wie hoch ein Blutdruck zu Hause sein soll, weniger gesicherte Daten aus den klinischen Studien, sodass sich die empfohlenen Zielwerte hier je nach Quelle ein wenig unterscheiden können. Das soll uns aber nicht verwirren, geschweige denn davon abhalten, individuelle Therapieziele festzulegen.

Meine persönliche Zielwertempfehlung für die Praxis lautet generell 130/85 mmHg für die Selbstmessung zu Hause. Allerdings wird dieses „generelle" Blutdruckziel nicht für alle Patientinnen und Patienten gleichermaßen gelten. Bei Diabetes und Bluthochdruck liegt das Behandlungsziel etwas tiefer (130/80 mmHg für die Messung in der Ordination), bei älteren Patientinnen und Patientne hingegen generell etwas höher. Ihr persönlicher individueller Zielwert sollte jedenfalls Gegenstand des Arztgespräches sein. Ebenso wichtig ist der

Umstand, dass nicht jeder einzelne Messwert unter dem festgelegten Blutdruckwert liegen muss, um das Behandlungsziel zu erreichen. Der Blutdruck ist ein biologischer Messwert, der Schwankungen unterliegt. Diese erklären sich durch den Einfluss mannigfaltiger Begleitfaktoren, wie etwa die Tagesrhythmik, körperliche oder seelische Belastungen oder etwaige Begleiterkrankungen. Oft kann über mögliche Ursachen eines erhöhten Blutdruckes im Einzelfall auch nur spekuliert werden. Deshalb muss, wie bereits an anderer Stelle erwähnt, auch nicht jeder einzelne Wert unter dem festgelegten Blutdruckziel liegen, sondern lediglich eine deutliche Mehrheit. Hier hat sich für die klinische Praxis die 8/10-Regel bewährt, das heißt, dass 80% der Werte oder mehr unter dem festgelegten Grenzwert zu liegen kommen sollten.

MEIN EXPERTENTIPP

Der Zielblutdruck ist der Blutdruck, den Sie anhand therapeutischer Maßnahmen (inklusive Medikamente) erreichen sollen. Dieser Wert wird von Ihrem Arzt bzw. Ihrer Ärztin für Sie individuell festgelegt und sollte Thema des Gespräches zwischen Ihnen und Ihrer Ärztin bzw. Ihrem Arzt sein.

BEHANDLUNG MIT MEDIKAMENTEN – ALLGEMEINE EMPFEHLUNGEN

› Es ist nicht vordringlich entscheidend, welches Medikament Sie nehmen; wichtig ist die Wirkung des Medikaments, nämlich die Senkung des Blutdruckes.
› Es gibt vier bzw. fünf Wirkstoffgruppen, die im Prinzip gleichwertig zum Einsatz kommen und deren Vertreter auch gut miteinander kombiniert werden können.
› Oft wird eine Kombination von Substanzen erforderlich sein, um den Blutdruck ausreichend zu senken.
› Fixe Dosiskombinationen (mehrere Substanzen in einer einzigen Tablette zusammengefügt) haben sich in der Praxis als vorteilhaft erwiesen.
› Bei Beginn einer Medikamentenbehandlung kann eine Kombination oder eine einzelne Substanz gegeben werden – das hängt von Ihrer individuellen Situation ab.
› Die Substanzgruppe der Betablocker kommt besonders bei Herzschwäche, bei Durchblutungsstörungen des Herzens („Angina pectoris") oder schnellem Puls zum Einsatz.
› Bei hohem Risiko von Gefäßkomplikationen wird häufig auch der Einsatz von Lipidsenkern (Statine) erforderlich sein.

BLUTDRUCKMEDIKAMENTE – ABER WELCHE?

Zahlreiche Untersuchungen und Erfahrungen aus der Praxis haben eindeutig gezeigt, dass mehrere Substanzklassen imstande sind, den Blutdruck effektiv und sicher abzusenken.

Dazu gehören

› Blocker des Renin-Angiotensin-Systems (RAS-Blocker, also ACE-Hemmer und Angiotensin-Rezeptor-Blocker),
› Calciumkanalblocker,
› Thiazid-Diuretika und
› Beta-Blocker.

Jede Substanzgruppe wirkt auf körpereigene Mechanismen ein, die in die natürliche Regulation des Blutdrucks eingreifen. Bei Menschen mit Bluthochdruck sind diese Regulationsmechanismen oftmals überaktiv, was eine medikamentöse Blockade dieser Mechanismen sinnvoll macht (z.B. Blockade des Renin-Systems durch RAS-Blocker oder des adrenergen sympathischen Nervensystems durch Beta-Blocker). Die natürliche Blutdruckregulation ist sehr komplex. Sie wird durch eine Vielzahl an Mechanismen („pathways") gesteuert. Die Blockade eines einzelnen „pathways" reicht daher oftmals nicht aus, um eine ausreichende Blutdrucksenkung zu erzielen. Bei vielen Betroffenen wird erst die Kombination von Substanzen aus zwei oder mehr Substanzgruppen zur gewünschten Blutdrucksenkung führen.

RAS-Blocker (Hemmstoffe des Renin-Angiotensin-Pathways)

ACE-Hemmer und Angiotensin-Rezeptor-Blocker (ARBs) werden gerne als Erstlinienbehandlung eingesetzt. Die Substanzen zeichnen sich durch eine ausgezeichnete Verträglichkeit aus, was üblicherweise in einer hohen Therapietreue zum Ausdruck kommt.

Einen besonderen Stellenwert haben RAS-Blocker bei Patientinnen und Patienten, die Zeichen einer Nierenschwäche im Frühstadium aufweisen (Albuminurie); RAS-Blocker sind jene blutdrucksenkenden Medikamente, die imstande sind, das Fortschreiten der Nierenschwäche zu bremsen und damit – auf lange Sicht – auch die Notwendigkeit einer Blutwäsche (Dialyse) hintanzuhalten. Weiters gehören RAS-Blocker zur Basistherapie der chronischen Herzschwäche. RAS-Blocker dürfen in der Schwangerschaft nicht eingenommen werden, sollten daher bei Frauen im gebärfähigen Alter nur unter entsprechenden Begleitmaßnahmen zum Einsatz kommen. Sehr selten kann es nach Gabe eines RAS-Blockers zu Gewebsschwellungen (Angioödem) kommen, weiters ist bei hohen Kaliumwerten im Blut Zurückhaltung angeraten.

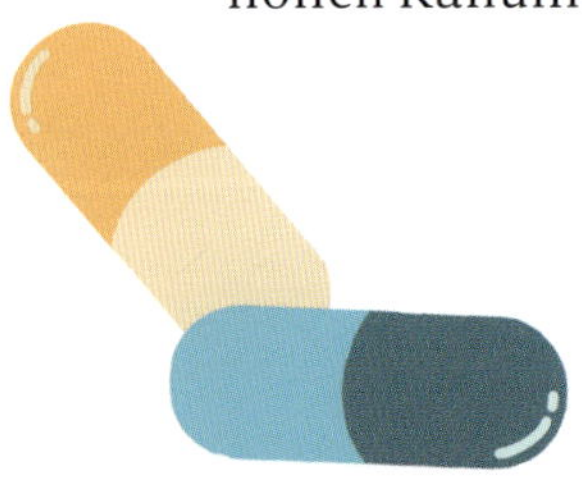

Calciumkanalblocker

Auch diese Substanzgruppe wird sehr häufig eingesetzt, nicht selten auch in Kombination mit RAS-Blockern. Die meisten Informationen aus klinischen Studien über Nutzen und mögliche Risiken liegen für die Klasse der Dihydropyridine vor, und hier vor allem Amlodipin. Eine mögliche unerwünschte Wirkung stellen Schwellungen der Füße und der Knöchel dar. Diese gilt es klinisch von Wassereinlagerungen als Folge einer Herzschwäche zu unterscheiden.

Thiazid-Diuretika

Diuretika sind entwässernde Medikamente, die bereits seit den 1960er Jahren zur Behandlung des Bluthochdrucks zum Einsatz kommen. Diuretika werden auch in der Therapie der Herzschwäche eingesetzt (bei „Überwässerung"), weisen allerdings etwas häufiger unerwünschte Wirkungen auf (z.B. im Vergleich mit RAS-Blockern). Weiters sollte bedacht werden, dass Thiazide bei eingeschränkter Nierenfunktion an blutdrucksenkender Wirkung verlieren. Vorsicht ist bei Gicht geboten.

Beta-Blocker

Beta-Blocker haben sich in speziellen klinischen Situationen als besonders hilfreich erwiesen, etwa bei Symptomen einer „Angina pectoris" (Herzgefäßverengung), bei tachykarden Herzrhythmusstörungen (zu schneller Puls, Herzrasen), nach Herzinfarkt und bei chronischer Herzschwäche. Ebenso sind Beta-Blocker gut geeignet bei jungen Frauen, die eine Schwangerschaft planen. Es gibt sehr viele verschiedene Beta-Blocker, die sich in ihrer pharmakologischen Wirkung (z.B. hinsichtlich Wirkdauer) unterscheiden können. Der günstige Effekt auf Blutdruck und Gefäßkomplikationen ist allerdings davon weitgehend unabhängig.

Weitere Substanzen

Neben diesen vier Substanzgruppen gibt es weitere Substanzen, die meist dann zum Einsatz kommen, wenn die zuvor genannten nicht den erwünschten Effekt erbringen. Zu diesen „Reservesubstanzen“ gehören zentral wirksame Mittel (z.B. Alpha-Blocker) und das auch bei Herzschwäche eingesetzte Medikament Spironolacton. Wegen der höheren Wahrscheinlichkeit für das Auftreten unerwünschter Wirkungen gelten diese Substanzen als „eiserne Reserve“ und werden daher nur bei einer Minderheit der Patientinnen und Patienten mit Bluthochdruck zum Einsatz kommen.

Pflanzliche Mittel

Viele Menschen sind von hohem Blutdruck betroffen. Außerdem handelt es sich um ein chronisches Leiden, das heißt, eine Behandlung ist in der Regel für längere Zeit erforderlich, oft über Jahrzehnte. Verständlich ist daher der Wunsch, mit „natürlichen Mitteln“ dem Bluthochdruck zu Leibe zu rücken. Dementsprechend werden pflanzliche Mittel gerne – zum Teil sehr aggressiv – beworben, als Möglichkeit zur „Unterstützung des normalen Blutdrucks“ oder auch als „adjuvante (= ergänzende) Methode. Herkömmliche blutdrucksenkende Medikamente werden dann gerne auch – zum Teil unterschwellig – als „unnatürlich“ dargestellt. Hier ist auf jeden Fall größte Vorsicht geboten. Wenn die Inhaltsstoffe klar deklariert sind, kann zumindest eine ausreichend verlässliche Nutzen-Risiko-Abwägung vorgenommen werden. Kräutermischungen bergen mitunter sogar ein Sicherheitsrisiko, besonders dann, wenn Beimengungen von Substanzen mit nachgewiesener pharmakologischer Wirksamkeit nicht ausreichend deklariert sind. Oft werden diese Arzneien auch in homöopathischer Zubereitung angeboten.
Einen auf wissenschaftlicher Evidenz beruhenden Wirknachweis (im Sinne einer relevanten Blutdrucksenkung, die über einen reinen Placeboeffekt hinausgeht) bleiben rein pflanzliche Mittel (inklusive Tees) sowie homöopathische Zubereitungen in der Regel leider schuldig. Bitte sprechen Sie mit Ihrer Ärztin bzw. Ihrem Arzt über das Thema, falls Sie pflanzliche Mittel schon einnehmen oder vorhaben, es zu tun.

Maßnahmen der Komplementärmedizin

Auch die Komplementärmedizin kennt sehr viele Methoden und Substanzen zur Blutdrucksenkung. Hierzu gehören etwa Methoden der Orthomolekularmedizin, Aromatherapie, Bachblütentherapie, Magnetfeldtherapie, Entspannungstechniken wie Yoga, Biofeedback, autogenes Training oder auch Akupunktur. Wenn auch derartige Maßnahmen im Einzelfall Erfolge zeigen (also der Blutdruck sinkt), so steht der systematische Nachweis ihrer Wirksamkeit für ein definiertes Kollektiv derzeit noch immer aus. Die genannten Verfahren sind demnach nicht „evidenzbasiert" und haben auch derzeit keinen gesicherten Stellenwert in der Behandlung des Bluthochdrucks. Ich möchte aber auch darauf hinweisen, dass methodologische Einschränkungen (etwa die Forderung nach randomisierten Studien) dem evidenzbasierten Wirksamkeitsnachweis für diese Verfahren durchaus Grenzen setzen können. Das heißt – wie geschrieben – nicht, dass die genannten Verfahren „unwirksam" sind, es ist allerdings schwierig zu entscheiden, welche Behandlungskomponente den Behandlungserfolg tatsächlich ausmacht. Ist es die gesamte therapeutische Zuwendung der/dem Betroffenen gegenüber, ist es ein Placeboeffekt (der bei allen therapeutischen Interventionen erwartet werden kann) oder tatsächlich das Verfahren selbst. Auch hier ist meine Empfehlung, mit Ihrer Ärztin bzw. Ihrem Arzt über das Thema zu sprechen, falls Sie komplementärmedizinische Mittel schon anwenden oder vorhaben, dies zu tun.

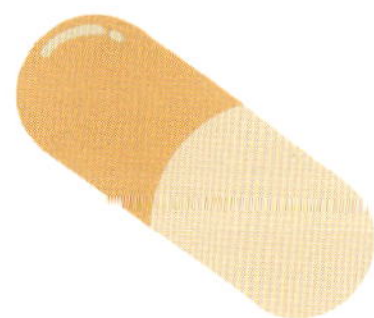

BEISPIELE AUS DER PRAXIS

FALL 4: MEDIKAMENTE BEI BLUTHOCHDRUCK

Frau Fleißig ist Ende 50, steht mitten im Leben, ist beruflich sehr aktiv. Kümmert sich „nebenbei" nicht nur um den Haushalt, sondern auch um den Schwiegervater, der zunehmend Symptome einer Demenz erkennen lässt. Sie kocht selbst, ernährt sich sehr bewusst und findet in der Freizeit auch Zeit für Bewegung (Nordic Walken).

Eine Blutdruckmessung in der Ordination ergab einen Wert von 155/90 mmHg. Um festzustellen, ob tatsächlich eine Hypertonie vorliegt, empfahl die behandelnde Ärztin, im nächsten Schritt auch den Blutdruck zu Hause zu messen. Gleichzeitig veranlasste sie eine Blutabnahme. Das Ergebnis der häuslichen Blutdruckmessungen bringt Frau Fleißig nun zum Kontrolltermin.

Die Ärztin stellt fest, dass mehr als 20 % der Werte über dem festgelegten Zielwert liegen. Sie darf davon ausgehen, dass Frau Fleißig die Messungen korrekt durchgeführt hat, die Werte also verlässlich und valide sind. Nicht medikamentöse Maßnahmen wurden bereits ausführlich besprochen. Aus ärztlicher Sicht ist daher nun die Einleitung einer medikamentösen Therapie erforderlich.

„Frau Doktor, muss ich wirklich ein Medikament nehmen? Ich will keine Pulver schlucken. Bis jetzt war ich doch immer gesund."

Das ist ein Kommentar, der auch mir sehr oft begegnet. Im Prinzip eine sehr gut nachvollziehbare Reaktion. An dieser Stelle ist es wichtig, der Betroffenen zu erklären, (a) warum es im speziellen Fall sinnvoll ist, ein Medikament zu nehmen, (b) was in Folge der Einnahme an günstigen Effekten zu erwarten ist und (c) welche etwaigen unerwünschten Wirkungen auftreten können (z.B. Müdigkeit zu Behandlungsbeginn).

„Und das soll auch so bleiben Frau Fleißig. Die Tablette soll eben genau das sicherstellen, nämlich, dass Sie auch gesund bleiben. Geht der Blutdruck runter, sinkt auch Ihr Risiko der Gefäßverkalkung. Im Klartext: Die Tablette

hilft mit, Herzinfarkt und Schlaganfall tunlichst zu vermeiden."

„Okay, das klingt ja sehr vernünftig. Was muss ich noch wissen?"
„Gut, dass Sie fragen, Frau Fleißig. Prinzipiell gilt, dass jedes Medikament, das eine nachweisbare Wirkung im Körper hat, auch mögliche unerwünschte Wirkungen – allgemein als Nebenwirkung bezeichnet – zur Folge haben kann. Für jedes Medikament gilt es daher, den Nutzen, den ich mir von dem Medikament erwarte, einem möglichen Risiko gegenüberzustellen. Also eine Art Kosten-Nutzen-Rechnung anzustellen."

„Hmm, okay, und wie lange muss ich die Tabletten dann nehmen?"
„Wieder eine gute und sehr wichtige Frage. Im ersten Schritt möchte ich sehen, wie gut der Effekt der Tablette ist. Also ob es gelingt, den Blutdruck dorthin zu bringen, wo der genannte Schutzeffekt optimal eintritt. Da bin ich sehr zuversichtlich, dass das gelingen wird. Wenn wir dann ein gutes Medikament oder eine gute Kombination gefunden haben, sollte die Behandlung beibehalten werden. Und zwar so lange, bis sich irgendwelche Begleitumstände ändern. Da können wir aber noch im Verlauf darüber sprechen. Prinzipiell ist aber die Behandlung des Bluthochdrucks eine langfristige."

Es ist jedenfalls wichtig, der Betroffenen klar zu machen, dass die Behandlung des Bluthochdrucks eine Langzeitbehandlung darstellt. Die Hypertonie ist ein chronischer Zustand, der eben generell einer chronischen (und damit fortgesetzten) Behandlung bedarf. Wird darauf nicht ausreichend Bezug genommen, kann es passieren, dass Betroffene die Medikamente nur eine Zeit lang einnehmen, oft mit der Begründung, dass es ihnen eh gut geht und sich der Blutdruck eh wieder normalisiert habe. Siehe mehr dazu im Kapitel zum Thema Compliance.

MEIN EXPERTENTIPP

Betrachten Sie die Einnahme der verschriebenen Medikamente als eine langfristige. Nach Absetzen der Medikamente ist damit zu rechnen, dass der Blutdruck wieder steigt. Eine Anpassung der Medikamente (etwa, wenn sich Ihr Gesundheitszustand verändert) erfolgt demnach am besten immer in Absprache mit Ihrem Arzt bzw. Ihrer Ärztin.

KONKRETES VORGEHEN IN DER PRAXIS

Die Diagnose des Bluthochdrucks und die Einleitung einer Behandlung sind wichtige und für die/den Betroffene/n einschneidende Lebensereignisse. Geht es doch darum, zu akzeptieren, dass von nun an die Einnahme von Medikamenten langfristig erforderlich ist. Diese Schritte erfordern Energie und den fortgesetzten Willen, die Medikamente auch regelmäßig einzunehmen. Auch die Überzeugung, damit der eigenen Gesundheit etwas Gutes zu tun. Um nun den vollen Nutzen der Behandlung ausschöpfen zu können, gilt es im nächsten Schritt, den Blutdruck in den festgesetzten Zielbereich zu bringen. Denn nur wenn der Blutdruck auch entsprechend sinkt, ist zu erwarten, dass Komplikationen wie Herzinfarkt und Schlaganfall auch tatsächlich verhindert werden können. Daher ist insbesondere nach Einleitung der Behandlung (oder auch nach Änderung der Therapie) die engmaschige Blutdruckkontrolle unumgänglich, wiederum am besten zu Hause anhand von Selbstmessungen. Dadurch kann erhoben werden, inwieweit sich der Blutdruck verändert hat. In vielen Fällen wird es erforderlich sein, die Erstbehandlung noch ein wenig abzustimmen, manchmal durch eine Dosiserhöhung, nicht selten auch durch Zugabe einer zweiten Substanz. Häufige Kontakte mit Ihrem Arzt bzw. Ihrer Ärztin sind in dieser Phase sinnvoll. Ist der Blutdruck dann stabil und gut „eingestellt", können die Maßnahmen der Blutdruckkontrolle, inklusive die häuslichen Selbstmessungen, an Häufigkeit deutlich reduziert werden. Bei stabilem Blutdruck (bitte Ihre Ärztin bzw. Ihren Arzt konsultieren, was darunter zu verstehen ist) empfehle ich gerne, den Blutdruck nur dann zu messen, wenn es das persönliche Befinden nahelegt, also etwa, wenn man sich nicht gut fühlt, schwach, müde oder schwindlig ist. Zusätzlich dann etwa 20 Werte vor der nächsten Arztvisite (also z.B. zweimal täglich für 10 bis 14 Tage), um den Status quo aktuell zu dokumentieren.

Der Blutdruck ist eine prinzipiell variable Messgröße, Schwankungen innerhalb eines bestimmten Bereiches (z.B. 10–20 mmHg) sind also durchaus zu erwarten und keinesfalls bedrohlich. Den Blutdruck akut und kurzfristig beeinflussende Faktoren können etwa Stresssituationen, Begleiterkrankungen (z.B. Anstieg des Blutdrucks durch eine schmerzbedingte Stressreaktion; andererseits kann bei fieberhaften Infekten, z.B. eine Lungenentzündung, oder bei Durchfall mit Dehydratation der Blutdruck sinken) oder Begleitmedikamente sein (z.B. Schmerzmittel, kontrazeptive Pille, Kortison). Aber auch die Tageszeit, (bei Frauen) hormonelle Zyklen oder sogar die Jahreszeit kann den Blutdruck beeinflussen. So haben Untersuchungen gezeigt, dass bei hohen Temperaturen (Sommer) der Blutdruck generell etwas niedriger ist als im Winter. Dieses Phänomen lässt sich auch bei Reisen zwischen Klimazonen beobachten. Temperaturbedingte Blutdruckschwankungen sind bei Menschen, die Medikamente einnehmen, etwas deutlicher ausgeprägt und sollten bei entsprechender Symptomatik als Ursache in Erwägung gezogen werden. Etwa wenn bei Reisen aus winterlichen Temperaturen in ein warmes Urlaubsland Beschwerden auftreten, die einen niedrigen Blutdruck nahelegen, z.B. Schwindel und Müdigkeit. Auch klingt im Urlaub der Stress ab, was ebenfalls einen Blutdruckabfall zur Folge haben kann. Deshalb sollte in diesen Fällen der Blutdruck kontrolliert und gegebenenfalls die Medikamentengabe reduziert werden (bitte sprechen Sie darüber mit Ihrer Ärztin bzw. Ihrem Arzt). Aus all diesen Erwägungen ist es eben wichtig, in Phasen der Einstellung oder in Perioden einer Neubewertung der Blutdruckeinstellung den Blutdruck ausreichend häufig zu messen, um mögliche Begleitfaktoren in ihrer Bedeutung gut einschätzen zu können. Und schließlich auch, falls erforderlich, um die Medikamente für eine optimale Wirkung bei guter Verträglichkeit entsprechend anpassen zu können.

BEISPIELE AUS DER PRAXIS

FALL 5: LAUFENDE MEDIKAMENTÖSE BEHANDLUNG – UNERWÜNSCHTE WIRKUNG?

Herr Druck nimmt seit vielen Jahren blutdrucksenkende Tabletten. In letzter Zeit hat er sich nicht ganz wohlgefühlt, des Öfteren verspürt er ein Schwindelgefühl, das ihn im Alltag belastet.

„Herr Doktor, ich glaube mein Blutdruck spielt verrückt. Sehen Sie nur meine Werte!“

Ich hatte mit Herrn Druck vereinbart, dass bei stabilem Wohlbefinden keine regelmäßigen Blutdruckmessungen erforderlich sind, wohl aber, sobald sich das Befinden ändert. Dies ist nun der Fall und dementsprechend hat Herr Druck in den letzten Tagen den Blutdruck zweimal täglich gemessen. Außerdem hat er zusätzlich gemessen, wenn er das Gefühl hatte, schwindlig zu sein.

„Herr Druck, vielen Dank, das haben Sie sehr gut gemacht. Zeigen Sie doch einmal her.“

Ist der Blutdruck zu niedrig, kann es tatsächlich zu Schwindel kommen. Deshalb ist es eben wichtig, im nächsten Schritt den Blutdruck als mögliche Ursache dafür in Betracht zu ziehen.
Die Blutdruckwerte sind allerdings zuletzt völlig unauffällig, es ist daher nicht wahrscheinlich, dass der Blutdruck – wie von Herrn Druck durchaus berechtigt zunächst vermutet – die Ursache für die Beschwerden darstellt.

„Ich denke allerdings nicht, dass der Blutdruck hier tatsächlich verrücktspielt. Lassen Sie uns doch noch weiter über die Beschwerden sprechen.“
In der Folge würde ich demnach andere Ursachen für den Schwindel in Betracht ziehen und gegebenenfalls weitere Untersuchungen veranlassen.

DER DIALOG MIT IHRER ÄRZTIN BZW. IHREM ARZT

Ein vertrauensvolles Verhältnis zwischen den betroffenen Menschen und Vertretern des Gesundheitssystems, insbesondere die behandelnde Ärztin bzw. der behandelnde Arzt ist von großer Bedeutung für den Behandlungserfolg. Dies gilt ganz generell, aber ganz besonders für chronische Erkrankungen wie den Bluthochdruck. Die moderne Medizin beruht auf der Begegnung auf Augenhöhe zwischen den involvierten Partnerinnen und Partnern sowie darauf, dass das Wissen nicht (mehr) ausschließlich einseitig ist, nämlich auf Seiten der Ärztinnen und Ärzte. Informationen zu Krankheiten sind heutzutage frei verfügbar („Dr. Google"), umso wichtiger ist es hier, angesichts der Fülle des Angebotes den Überblick zu bewahren. Und im Dialog zwischen Betroffenen und Expertinnen und Experten gute Entscheidungen zu treffen, die das Leben für Menschen mit Bluthochdruck in seiner Qualität verbessern und letztlich auch verlängern.

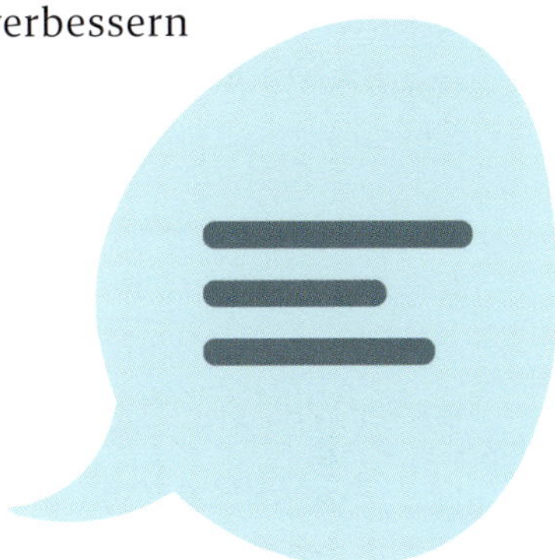

„HEALTH LITERACY"

Der Begriff, als „Gesundheitskompetenz" aus meiner Sicht nur unzureichend übersetzt, beschreibt unser Allgemeinwissen zum Thema Gesundheit. Ich verstehe den Begriff als sehr umfassend, er betrifft somit auch generelle Aspekte des menschlichen Körpers, wie er funktioniert, was es bedeutet, wenn er nicht funktioniert, und was Sie selbst (und Ihre Ärztinnen und Ärzte) tun können, um ihn wieder gesund zu machen. Demnach sollte auch jeder von uns ein grundlegendes Verständnis darüber haben, wie unser Kreislauf funktioniert, wie und warum wir atmen und essen, was ein Antibiotikum ist und welches Ziel eine

Impfung verfolgt. Lassen Sie sich nichts vormachen, was Ihre eigene Gesundheit betrifft. Machen Sie sich schlau und nehmen Sie sich Zeit und Muße, in die faszinierende Biologie des Menschen einzutauchen. Ich garantiere Ihnen, es lohnt sich – umso mehr bei chronischen Krankheiten, mit denen Sie über lange Zeit leben müssen. Es ist allemal besser, Sie selbst wissen Bescheid. An dieser Stelle haben Sie meine Anerkennung schon verdient – denn schon die Tatsache, dass Sie diese Zeilen lesen, beweist, dass Sie diesen Ratschlag längst beherzigen.

WAS TUN, WENN ES MIT DER BLUTDRUCKEINSTELLUNG NICHT (GLEICH) KLAPPT

Aus internationalen Studien wissen wir, dass eine gute Blutdruckeinstellung über einen langen Zeitraum hinweg in der Praxis gar nicht so leicht zu erreichen ist. Also kein Grund zur Verzweiflung, wenn nicht alles gleich ganz reibungslos klappt. Und das, obwohl wir sehr viel über den Blutdruck wissen (es gibt sehr viele klinische Untersuchungen), und obwohl es zahlreiche sehr wirksame Medikamente gibt, die einzeln oder auch in Kombination gegeben werden können. Warum erreichen also – wie diese Studien nahelegen – nur 35 % aller Behandelten, also etwa jeder/d Dritte der behandelten Patientinnen und Patienten tatsächlich problemlos das Behandlungsziel? Ein Grund ist sicherlich die Chronizität der Hypertonie, also deren Langfristigkeit. Der Bluthochdruck bedarf der Aufmerksamkeit über viele Jahre, oft Jahrzehnte. Deshalb ist Geduld gefragt, aber auch Ausdauer und Beharrlichkeit. Keinesfalls darf die Flinte ins Korn geworfen werden, sollte es mit einer optimalen Einstellung nicht sofort klappen.

Welche Gründe gibt es nun für ein „Versagen" der Behandlung, welche möglichen Ursachen sollten bedacht werden, wenn es mit der Blutdruckeinstellung nicht klappt? Im Folgenden möchte ich fünf relevante Fragen kurz diskutieren.

1. Sind die heutzutage verfügbaren Medikamente möglicherweise nicht gut genug?

Klinische Studien legen nahe, dass das nicht der Fall ist. Unter Studienbedingungen (die sich insofern von der alltäglichen klinischen Praxis unterscheiden, dass das Vorgehen genau strukturiert und auch dokumentiert ist) ist ein fehlendes Ansprechen auf Medikamente nur in wenigen Ausnahmefällen (5–10%) zu beobachten. Wir können also annehmen, dass eine ungenügende Blutdruckeinstellung nur selten daran liegt, dass die Medikamente, die wir heute zur Verfügung haben, nicht ausreichend blutdrucksenkend wirksam sind.

2. Liegt es am Zögern im ärztlichen Vorgehen?

Zu diesem Thema gibt es einige Untersuchungen, die nahelegen, dass es tatsächlich eine Rolle spielen kann, wenn die Blutdruckeinstellung nicht mit dem nötigen Nachdruck bis zum Erreichen der Zielwerte verfolgt wird. Häufig ist die verschriebene Dosis zu gering oder es wäre notwendig, ein zusätzliches Medikament zu verschreiben.

3. Liegt es etwa daran, dass der/die Betroffene das Medikament nicht einnimmt?

Die Einnahmetreue in der langfristigen (chronischen) medikamentösen Therapie ist ein sehr wichtiges, vermutlich im klinischen Alltag auch unterschätztes Thema. Das beste Medikament wird seine Wirksamkeit nicht entfalten können, wenn es im Schrank bleibt und nicht nach Verschreibung auch tatsächlich eingenommen wird. Dieses Phänomen wird in der Fachsprache auch als „Compliance“ (oder eben Non-Compliance, wenn die ärztliche Anordnung nicht umgesetzt wird) oder auch „Adhärenz“ bezeichnet. Es gibt einige wichtige Faktoren, die dazu beitragen, die Compliance möglichst hoch zu halten. Dazu gehört etwa das Vertrauen zur behandelnden Ärztin bzw. zum behandelnden Arzt. Oder auch ein fundiertes Wissen der Patientin bzw. des Patienten über die Sinnhaftigkeit der Behandlung oder das Wissen über Wirkungen und mögliche unerwünschte Wirkungen der eingenommenen Medikamente.

4. Wird die Möglichkeit, mehrere Medikamente/Substanzen zu kombinieren, zu wenig ausgeschöpft?

Auch dies scheint, aktuellen Studien zufolge, ein wichtiger Faktor zu sein, der dazu beiträgt, dass Blutdruckziele nicht erreicht werden. Die Kombination unterschiedlicher Wirksubstanzen ist deshalb besonders sinnvoll, weil damit gleichzeitig verschiedene Mechanismen in der Entstehung des hohen Blutdrucks adressiert werden können. Dadurch kommt es zu einer Wirkungsverstärkung, mitunter schon bei niedrigerer Dosis der Einzelsubstanz, was wiederum hinsichtlich Verträglichkeit Vorteile mit sich bringt.

5. Ist die Behandlung zu kompliziert, wenn mehrere Medikamente zum Einsatz kommen?

Ist die Behandlung kompliziert, etwa immer dann, wenn es mehrere Medikamente braucht, steigt die Fehleranfälligkeit. Was wiederum die Einnahmetreue (Compliance) negativ beeinflussen kann. So konnte gezeigt werden, dass die Einnahmetreue patientenseitig bei Verschreibung einer einzigen Substanz bei über 90% lag, bei zwei Tabletten bei 80% und bei Gabe von drei verschiedenen Medikamenten nur mehr bei 60%. Außerdem nehmen Patientinnen und Patienten mit Bluthochdruck nicht selten auch noch Medikamente gegen andere Krankheiten (z.B. gegen hohen Blutzucker, blutverdünnende Medikamente, Cholesterinsenker etc.). Das erhöht die Komplexität in der Umsetzung (Einnahme) durch die Patientinnen und Patienten, aber auch in der Verordnung durch den behandelnden Arzt bzw. die behandelnde Ärztin. Oft sind mehrere Ärztinnen und Ärzte in die Betreuung eingebunden, was die Komplexität nochmals erhöht – und somit das Risiko von Irrtümern und Fehlern.

Ich empfehle ein sorgfältiges und – wenn nötig – wiederholtes Abwägen dieser Begleitfaktoren, die häufig dazu führen, dass die Blutdruckbehandlung nicht das gewünschte Ergebnis erbringt. Die klinische Erfahrung und Ergebnisse von Untersuchungen legen nahe, dass es mit modernen Mitteln in den allermeisten Fällen letztlich gelingt, den Blutdruck gut einzustellen. Und das über viele Jahre, mitunter Jahrzehnte hinweg.

Generelle Tipps für den Besuch in der Ordination/Klinik/Ambulanz

Was Sie (vorab) tun können	Kommentar
Blutdruckaufzeichnungen (Tagebuch) mitnehmen	Die Werte helfen Ihrem Team, inklusive Arzt/Ärztin, die Behandlung anzupassen.
Aktuelle Befunde/Blutbefunde mitnehmen	Dies bietet dem Team einen Überblick über etwaige Begleiterkrankungen (z.B. die Nierenfunktion).
Medikamentenliste aktualisieren	Jeder Patient bzw. jede Patientin sollte die aktuelle Medikamentenliste immer mit sich führen; dies dient der Vermeidung von Irrtümern, Doppelverschreibungen, Wechselwirkungen etc.
Fragen vorab überlegen und am besten aufschreiben	Damit können Sie sicher sein, dass im Rahmen Ihres Arztbesuchs alle Fragen besprochen werden und nichts vergessen wird.
Überlegen, was besprochen werden soll	Die Möglichkeit nützen, Themen anzusprechen, die für Sie wichtig sind (und vom Team bzw. Arzt/Ärztin vielleicht nicht spontan besprochen werden).
Eventuell eine Begleitperson Ihres Vertrauens (Partner, Kind) zur Visite mitnehmen	„Vier Ohren hören mehr und vier Augen sehen mehr." Eine Begleitung erleichtert oft die Kommunikation und das gegenseitige Verständnis.

Was Sie (während des Arztbesuchs) noch tun können	Kommentar
Nachfragen	Ein Arztbesuch ist oft mit Aufregung verbunden, oft werden sehr viele Dinge besprochen. Nachfragen zeigt auch dem Arzt/der Ärztin, ob Sie das Besprochene richtig aufgenommen haben und wo eventuell nochmal nachgeschärft werden muss.
Notizen machen	Es werden sehr viele Dinge besprochen. Indem Sie sich Notizen machen, können Sie wesentliche Inhalte auch nach dem Besuch in Ruhe nachlesen.
Stellen Sie sicher, dass Sie alles verstanden haben (und auch Ihr Arzt/Ärztin)	Gegenseitiges Verständnis liegt in der Verantwortung von Patientinnen/Patienten und von Ärzten/Ärztinnen. Oftmaliges Nachfragen hilft, Klarheit über das Gesagte zu schaffen. Und auch darüber, was erwartet wird (etwa nächste Schritte).

In Summe ergeben sich folgende Empfehlungen zur Behandlung des Bluthochdrucks:

› In der medikamentösen Erstbehandlung kann sowohl mit einer einzelnen Substanz (Monotherapie) als auch mit einer Kombination zweier Substanzen begonnen werden. Die Entscheidung erfolgt im Einzelfall in ärztlicher Absprache mit dem/der Betroffenen. Eine Monotherapie ist etwa vorzuziehen bei leichten Fällen oder auch bei älteren Patientinnen und Patienten.
› In den allermeisten Fällen wird auf längere Sicht aber eine Behandlung mit mehreren Substanzen sinnvoll und auch notwendig sein.
› Tablettenkombinationen, in denen mehr als eine Substanz enthalten sind (Kombinationsmedikamente), sind sinnvoll, nicht zuletzt im Sinne der kontinuierlichen Einnahmetreue.
› Ein strukturiertes Herangehen mit definierten Zielwerten, Maßnahmen der Blutdruckkontrolle und entsprechender Anpassung der Medikamente von ärztliche Seite in Absprache mit dem/der Betroffenen hat sich bewährt. Dazu gehören etwa aktualisierte Medikamentenlisten, dokumentierte Änderungen in der Verschreibung sowie sorgfältig dokumentierte Blutdruckwerte.

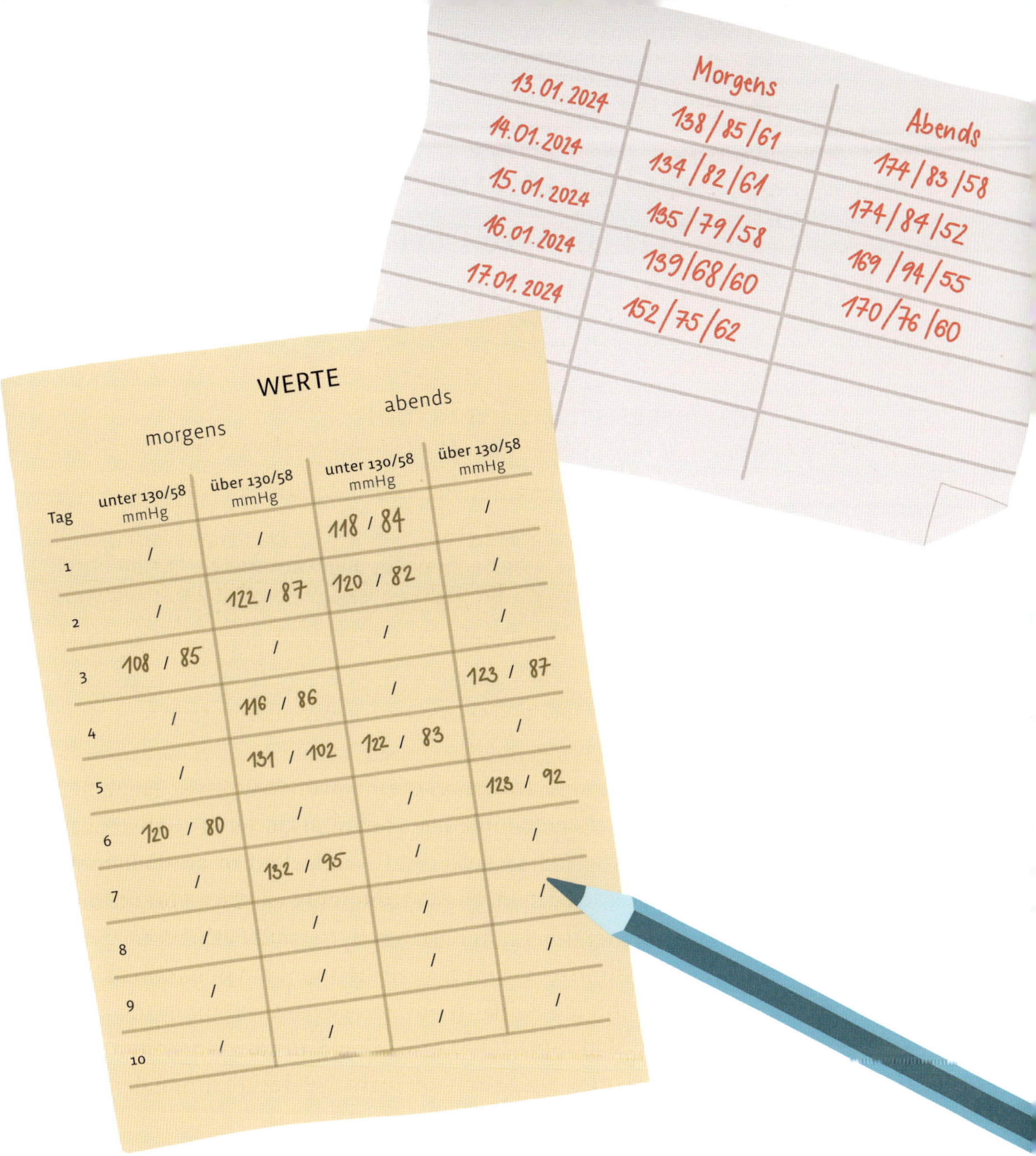

	Morgens	Abends
13.01.2024		
14.01.2024	138/85/61	
15.01.2024	134/82/61	174/83/58
16.01.2024	135/79/58	174/84/52
17.01.2024	139/68/60	169/94/55
	152/75/62	170/76/60

WERTE

Tag	morgens unter 130/58 mmHg	morgens über 130/58 mmHg	abends unter 130/58 mmHg	abends über 130/58 mmHg
1	/	/	118 / 84	/
2	/	122 / 87	120 / 82	/
3	108 / 85	/	/	/
4	/	116 / 86	/	123 / 87
5	/	131 / 102	122 / 83	/
6	120 / 80	/	/	123 / 92
7	/	132 / 95	/	/
8	/	/	/	/
9	/	/	/	/
10	/	/	/	/

MEIN EXPERTENTIPP

Zögern Sie nicht, mit Ihrem Arzt bzw. Ihrer Ärztin zu sprechen, wenn Sie das Gefühl haben, dass Ihr Blutdruck nicht gut genug (zu hoch oder auch zu niedrig) eingestellt ist.

04 **Spezielle Themen** für Expertinnen und Experten

THERAPIERESISTENTE HYPERTONIE

Im vorangegangenen Kapitel habe ich Ihnen die Möglichkeiten der medikamentösen Behandlung des Bluthochdrucks vorgestellt. Nur in seltenen Fällen (weniger als 10 %) kommt es zu einem fehlenden oder ungenügenden Ansprechen der Behandlung im Sinne einer adäquaten Senkung des Blutdrucks. Diese Fälle werden dann als „therapieresistent" bezeichnet. Dies gilt unter der Voraussetzung, dass alle verfügbaren Maßnahmen (wie beschrieben) regelrecht ausgeschöpft werden. Insbesondere sollte sichergestellt sein, dass die Tabletten auch regelmäßig eingenommen werden. Zudem sollten wichtige mögliche Ursachen in einem ausführlichen ärztlichen Gespräch angesprochen und gegebenenfalls anhand weiterer Untersuchungen abgeklärt werden (z.B. welche anderen Medikamente eingenommen werden). Die behandlungsresistente Hypertonie findet sich häufiger bei Männern, im höheren Alter und bei generell höheren Blutdruckwerten zum Zeitpunkt der Diagnosestellung. In der Behandlung der therapieresistenten Hypertonie kommen nicht selten spezielle Medikamente (Reservemedikamente) zum Einsatz.

Mögliche Ursachen für eine behandlungsresistente Hypertonie umfassen

- Lebensstilfaktoren, etwa eine signifikante Gewichtszunahme, ein übertriebener Alkoholkonsum oder die Einnahme großer Mengen von Kochsalz,
- Medikamente, dies können verschreibungspflichtige (etwa die kontrazeptive Pille, bestimmte Schmerzmittel, Kortison oder auch Medikamente, die bei Krebs eingesetzt werden) oder auch nicht verschreibungspflichtige Substanzen (Nahrungsergänzungsmittel, pflanzliche Arzneimittel oder auch die Einnahme von Suchtmitteln, wie etwa Kokain oder Aufputschmittel) sein,
- Krankheiten, die mit schweren Schlafstörungen einhergehen, etwa die Schlafapnoe (nächtliche Atemaussetzer),
- sekundäre Hochdruckformen (siehe weiter unten),
- fortgeschrittene Organerkrankungen, zum Beispiel Nierenschwäche oder generelle Versteifung der Blutgefäße.

SEKUNDÄRE FORMEN DES BLUTHOCHDRUCKS

Es gibt bestimmte Erkrankungen, die prinzipiell mit hohem Blutdruck einhergehen. In diesen Fällen ist der Bluthochdruck eine erwartbare Begleiterscheinung und die zugrundeliegende Krankheit wird oft durch den Bluthochdruck erst diagnostiziert, im Gegensatz zur primären oder essenziellen Hypertonie, von der bislang die Rede war. Bei sekundären Formen gibt es eine spezielle Ursache, die – falls entdeckt – mitunter so gut behandelt werden kann, dass sich der Blutdruck auf Dauer normalisiert. Dabei gelingt es im besten Fall durch eine kausale, also die Ursache betreffende Behandlung, den Grund für den Bluthochdruck aus der Welt zu schaffen. Eine derartige kausale Therapie ist umso erfolgversprechender, je früher die Diagnose gestellt wird und die Behandlung eingeleitet werden kann. Deshalb ist es wichtig, zunächst überhaupt an die Möglichkeit einer sekundären Ursache des Bluthochdrucks zu denken und bei entsprechendem Verdacht weitere Schritte in die Wege zu leiten. Sekundäre Formen sind deutlich seltener als die essenzielle (auch primäre) Hypertonie. In der wissenschaftlichen Literatur wird die Häufigkeit der sekundären Hypertonie mit 5–15% angegeben.

Einige klinische Hinweise sollten Ihre behandelnde Ärztin bzw. Ihren behandelnden Arzt an die Möglichkeit denken lassen, dass eine sekundäre Hypertonie vorliegen könnte. Dies sind etwa:

› junges Alter des/der Betroffenen (unter 40) mit deutlich erhöhtem Blutdruck (Grad 2) oder Diagnose der Hypertonie schon im Kindesalter,
› akute Verschlechterung eines über längere Zeit stabilen Blutdrucks,
› therapieresistente Hypertonie (weiterhin hoher Blutdruck trotz Einnahme der verschriebenen Medikamente),
› sehr schwere Hypertonie (Grad 3) oder wiederholte, durch den hohen Blutdruck hervorgerufene Notfälle,
› Verdacht auf endokrinologische Ursachen (aus Klinik oder Labor), z.B. Überfunktion der Nebennieren oder Überfunktion der Schilddrüse,
› Verdacht auf Schlafapnoe (nächtliche Atemaussetzer),
› Verdacht auf das Vorliegen eines Phäochromozytoms (überschießende und ungezielte Ausschüttung von Stresshormonen).

NOTFALL BEI HOHEM BLUTDRUCK

Der Bluthochdruck verläuft chronisch, das heißt über einen langen Zeitraum. In der Regel bleibt der Blutdruck bei guter Einstellung über einen längeren Zeitraum auch stabil. Im Verlauf der Erkrankung kann es allerdings auch zu Situationen kommen, in denen der Blutdruck in kurzer Zeit stark ansteigt, was sich mitunter sogar zu einem medizinischen Notfall entwickeln kann. Dann ist es wichtig, einen solchen zu erkennen, da der hypertensive (durch den hohen Blutdruck bedingte) Notfall ein rasches Handeln erfordert. Dabei entwickeln sich einige typische Symptome, deren Erkennen ein Handeln überhaupt erst möglich macht.

Wie erkenne ich den hypertensiven Notfall?

Die Höhe des Blutdruckes ist nicht allein entscheidend, wichtig ist die Beachtung der mit der Blutdruckentgleisung (in der Regel über 180/110 mmHg) einhergehenden Beschwerden. Typische Beschwerden einer hypertensiven Notfallsituation sind

› Kopfschmerzen,
› Sehstörungen,
› Brustschmerzen,
› Atemnot,
› Schwindelgefühl.

In sehr schweren Fällen kann es zur Bewusstseinstrübung bis zur Bewusstlosigkeit kommen, ebenso zu Krampfanfällen. Bei Verdacht auf oder Vorliegen eines hypertensiven Notfalls ist unverzügliche ärztliche Hilfe unbedingt erforderlich.

VERSTECKTER BLUTHOCHDRUCK (INKLUSIVE „WEISSKITTELHYPERTONIE")

Bei gar nicht wenig Menschen ist der Blutdruck in der Ordination erhöht, bei Messungen zu Hause allerdings wieder ganz normal. Dieses Phänomen wird „white coat" oder „Weißkittelhypertonie" genannt, bezugnehmend auf die (üblicherweise) weiße Kleidung von Ärztinnen und Ärzten. Obwohl diese Form des Hochdrucks keiner speziellen medikamentösen Behandlung bedarf, tragen Menschen mit Weißkittelhypertonie ein erhöhtes Risiko, in späterer Zeit eine manifeste Hypertonie zu entwickeln. Weiters sind bei ihnen oft auch schon kardiovaskuläre Risikofaktoren zu finden (z.B. ein unerkannter Diabetes), weshalb auch nach eben diesen Faktoren aktiv gesucht werden sollte. Nicht selten ist die Diagnose einer Weißkittelhypertonie auch eine gute Gelegenheit, um Maßnahmen eines gesunden Lebensstils zu thematisieren. Etwa darüber nachzudenken, wie die Ernährung verbessert werden kann, oder wie es gelingt, mehr Bewegung in den Alltag zu integrieren. Ebenso ist es naheliegend, den Blutdruck in regelmäßigen Abständen zu kontrollieren, etwa jährlich.

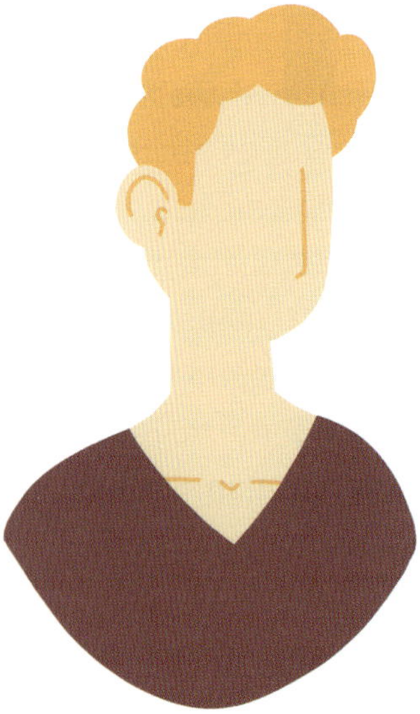

BLUTHOCHDRUCK BEI JUNGEN MENSCHEN (UNTER 50 JAHRE)

Die Häufigkeit des Bluthochdrucks steigt mit dem Alter. Hypertonie in jüngeren Altersgruppen weist einige Besonderheiten auf. Öfter als in höherem Alter ist der diastolische Wert (der zweite Wert) erhöht, auch wird bei jüngeren Patientinnen und Patienten häufiger eine sekundäre Form des Bluthochdrucks diagnostiziert (bis 10 %). Da es weniger Langzeitstudien über den Effekt der Medikamente in dieser Altersgruppe gibt, wird die Entscheidung zur medikamentösen Therapie hier ganz besonders den individuellen Einzelfall ins Kalkül ziehen. Die Optimierung von Maßnahmen des Lebensstils auch bei leichten Formen (Blutdruck über 130/80 mmHg) ist auf jeden Fall auch in dieser Altersgruppe wärmstens zu empfehlen.

BLUTHOCHDRUCK BEI ÄLTEREN (ÜBER 65 JAHRE) UND ALTEN (ÜBER 80) MENSCHEN

Die Wahrscheinlichkeit, einen hohen Blutdruck zu entwickeln, steigt mit dem Alter. Das hängt mit der natürlichen Alterung der Organe zusammen, in erster Linie damit, dass die Blutgefäße, durch die das Blut gepumpt wird, ihre Elastizität verlieren. Die Wände werden steif und verlieren nach und nach die Fähigkeit der Anpassung an die Alltagsanforderungen. Studien zufolge kann bei bis zu 75 % der Menschen (also bei drei von vier Personen) in diesen Altersgruppen ein erhöhter Blutdruck gemessen werden. Noch bis vor wenigen Jahren galt die Meinung, dass der Bluthochdruck bei alten (über 65 Jahre) und besonders bei sehr alten (> 80 Jahre) Menschen nur in Ausnahmefällen und mit allergrößter Vorsicht zu behandeln sei. Dies aus Furcht vor unerwünschten Wirkungen und aus der Sorge heraus, in Summe mehr Schaden als Nutzen anzurichten. Hier hat sich der Wind in den letzten Jahren komplett gedreht. Ausreichend viele und große Studien haben den Beweis erbracht, dass eine Blutdrucksenkung bis ins höhere Alter hinein (bis über 80 Jahre) einen deutlichen Vorteil erbringt hinsichtlich des Erkrankungsrisikos und auch hinsichtlich der Sterblichkeit. Mit anderen Worten: Auch bei älteren (> 65) und alten (> 80) Menschen wird die kunstgerechte Blutdrucksenkung mit einem gesünderen (weniger Herzinfarkte und Schlaganfälle) und auch längeren (weniger Todesfälle) Leben belohnt.

Das (numerische) Alter alleine ist kein Grund, nicht zu behandeln

In der Behandlung der Hypertonie ist zu beachten, dass alte Menschen häufig noch durch andere Krankheiten in ihrem Alltag beeinträchtigt sind. Der Blutdruck ist demnach nicht der einzige Grund zur Sorge. Mitunter wird es sinnvoll sein, bei sehr schweren Begleitumständen (z.B. bei fortgeschrittenen Krebserkrankungen) auf eine medikamentöse Blutdrucksenkung eventuell ganz zu verzichten. Diese Entscheidung sollte aber immer nur im Einzelfall nach Absprache mit allen Betroffenen erfolgen. Das Alter alleine sollte allerdings niemals ein Grund sein, eine blutdrucksenkende Behandlung von vorneherein nicht ernsthaft in Erwägung zu ziehen. Es ist auch zu bedenken, dass alte Menschen häufig noch andere Medikamente einnehmen; nicht nur solche, die den Blutdruck senken. Die Wahl des Medikaments wird daher auch die Begleitmedikamente berücksichtigen, um unerwünschte Wechselwirkungen so gut es eben geht hintanzuhalten und damit eine möglichst gute Verträglichkeit der Behandlung für den Betroffenen bzw. die Betroffene anzustreben. Bezüglich der Wahl des zur Blutdrucksenkung am besten geeigneten Medikaments gibt es gegenüber anderen Altersgruppen keine prinzipiellen Unterschiede (siehe Kapitel 3).

Generell sollte die Behandlung aber etwas vorsichtiger begonnen werden. Es bietet sich also an, zunächst mit einer Monotherapie zu beginnen (nur eine Substanz) und auch die Dosierung so gering wie möglich zu halten. Das Ziel besteht darin, den Blutdruck langsam und schonend in den Zielbereich zu bringen. Eine zu abrupte oder zu starke Blutdrucksenkung kann in dieser Altersgruppe eher zu Beschwerden führen, etwa zu Schwindelzuständen beim (zu) raschen

Aufstehen – eben weil die Gefäße steifer und weniger anpassungsfähig sind als in der Jugend. Auf derartige Symptome sollte im Verlauf des ärztlichen Gesprächs besonderes Augenmerk gelegt werden und gegebenenfalls (etwa wenn der Blutdruck häufig zu niedrig ist, etwa unter 110) können die Medikamente auch wieder abgesetzt bzw. in reduzierter Dosis verschrieben werden. Generell gilt ein Zielwert von 130 bis 140, Werte unter 130 sollte im höheren Alter die Ausnahme sein. Wenn auch der hohe Blutdruck im Einzelfall nicht das größte gesundheitliche Problem darstellt, sollte der Blutdruck im ärztlichen Gespräch immer Thema sein. Einerseits findet er Platz in der Besprechung der aktuellen Blutdruckwerte, anderseits in der Diskussion über mögliche unerwünschte Wirkungen der verordneten Medikamente. Wenn es etwa beim Aufstehen ständig zu Schwindel kommt oder die Werte ständig unter 120 sind, dann ist eine Anpassung der Behandlung erforderlich. Auch wenn der Blutdruck weiterhin zu hoch ist, besteht Handlungsbedarf – entweder braucht es eine höhere Dosis oder ein zusätzliches Medikament. Selbst wenn es besonders in dieser Altersgruppe mitunter schwer ist, alle Therapieziele (inklusive der Ziele hinsichtlich der Blutdruckwerte) zu erreichen, sollten wir auch in solchen Fällen den Nutzen der Behandlung nicht gering schätzen. Jede Blutdrucksenkung bringt einen Nutzen. So könnte bei einem Ausgangswert von 160/100 mmHg ein Blutdruckziel von 140/85 mmHg wünschenswert sein, jedoch bringt schon ein Wert von 150/90 mmHg eine deutliche Verbesserung – nach dem Motto: Das Ziel ist zwar nicht ganz erreicht, aber auf jeden Fall besser, als gar nicht behandeln. Ein therapeutischer Nihilismus („Nützt eh alles nichts, die ganzen Pulver!“) ist also auf keinen Fall angebracht.

Die nachfolgende Tabelle führt einige wichtige Besonderheiten bei Hypertonie (bzw. bei chronischen Krankheiten generell) im hohen und höheren Alter an. Manche Punkte sind prinzipiell altersunabhängig (das heißt, sie können in allen Lebensphasen auftreten). Dennoch möchte ich die Punkte hier auflisten, da ich sie in meinem klinischen Alltag auch (und besonders) in der „älteren Generation“ beobachtet habe.

Einige wichtige Besonderheiten bei Hypertonie im hohen und höheren Alter

Besonderheit	Mögliche Lösung (Eigeninitiative)	Mögliche Lösung (Ihr Behandlungsteam)
Patientin bzw. Patient hat auch andere Erkrankungen („Polymorbidität").	Das Team über alle Erkrankungen in Kenntnis setzen.	Begleiterkrankungen in den Behandlungsplan integrieren und Lösungen anbieten, die auch andere Erkrankungen berücksichtigen.
Patientin bzw. Patient nimmt schon viele Medikamente („Polypharmazie").	Aktuelle Medikamentenliste bei Kontakten mit dem Betreuungsteam dabei haben.	Ständig alle Medikamente auf mögliche Wechselwirkungen und auf Notwendigkeit der fortgesetzten Einnahme überprüfen; wenn sinnvoll, sollten Medikamente auch wieder abgesetzt werden.
Allgemeine Lebenseinstellung unterscheidet sich mitunter gegenüber jüngeren Altersgruppen.	Selbst gut verstehen, wo die Prioritäten liegen, im Alltag, in der Lebensplanung.	Die Therapieziele individuell auf die jeweiligen Wünsche und Bedürfnisse abstimmen.
Ältere Personen sind mitunter auf die Hilfe anderer Menschen angewiesen.	In Absprache mit Bezugspersonen (Familie, Freunde etc.) erkennen, in welchen Bereichen Hilfe gebraucht wird.	Im Behandlungsplan ausdrücklich die Bereiche adressieren, in denen Hilfe von dritten Personen erforderlich ist (z.B. Blutdruckmessung zu Hause, Medikamente zur Einnahme ordnen, ...).
Ältere Personen sind mitunter von funktionellen Einschränkungen betroffen, die den Umgang mit der Krankheit weiter erschweren können (z.B. Sehschwäche, Hörschwäche).	Funktionelle Schwächen möglichst frühzeitig erkennen und – wenn möglich – behandeln (z.B. Brille, Hörhilfe, Gehhilfen).	Nach funktionellen Schwächen gezielt suchen und im Betreuungsplan darauf Bezug nehmen (z.B. besonders deutliche Sprache im ärztlichen Gespräch bei Hörschwäche).
Ältere Menschen verwenden mitunter „alte" Kommunikationskanäle.	Offen sein für neue Wege der Kommunikation, z.B. Smartphone, E-Mail.	Den Kommunikationsfluss im Rahmen der Möglichkeiten und Gewohnheiten maßgeschneidert anbieten, Einbeziehung von Angehörigen.

BLUTHOCHDRUCK BEI FRAUEN (SCHWANGERSCHAFT, HORMONTHERAPIE, PILLE)

Hoher Blutdruck kann bei bis zu jeder zehnten Schwangerschaft (5–10 %) zum Thema werden. Dieser kann sowohl für die werdende Mutter als auch für das Kind unerwünschte Folgen haben. Eine mögliche Komplikation, die mit hohem Blutdruck einhergeht, ist die Schwangerschaftsgestose (auch „Schwangerschaftsvergiftung" oder medizinisch „Präeklampsie" genannt). Die regelmäßige Messung des Blutdrucks ist daher in jeder Schwangerschaft Teil der ärztlichen Begleitung. Der obere Grenzwert für den Blutdruck in der Schwangerschaft beträgt 140/90 mmHg Ist der Blutdruck wiederholt bei 140/90 mmHg oder darüber, sprechen wir von mildem schwangerschaftsassoziierten Hochdruck (140–159/90–109 mmHg) oder schwerem Hochdruck (über 160/110 mmHg). Die Höhe des Blutdrucks als auch der Zeitpunkt des Auftretens (vor oder nach der 20. Schwangerschaftswoche) helfen bei der Beurteilung, was im Verlauf der Schwangerschaft weiter zu tun ist. Bei Verdacht auf hohen Blutdruck in der Schwangerschaft sind wiederholte Kontrollen erforderlich. Auch in der Schwangerschaft gibt es das Phänomen der Weißkittelhypertonie. Diese zu erkennen ist wichtig, um eine Überbehandlung, also eine Behandlung, die eigentlich nicht notwendig wäre, zu vermeiden. In manchen Fällen wird neben der Messung des Blutdrucks zu Hause auch eine ambulante Blutdruckmessung zur Überwachung der Werte im 24-Stunden-Zyklus sinnvoll sein. Bei Verdacht auf Hypertonie sollte auch die Eiweißausscheidung im Harn regelmäßig überprüft werden. Diese Maßnahmen dienen der Vermeidung bzw. der frühen Diagnose und Behandlung einer Schwangerschaftsgestose. Bei erhöhtem Risiko auf die Entwicklung einer Gestose (z.B. bei hohem Blutdruck bereits vor der Schwangerschaft) wird (unabhängig vom Blutdruck) vorbeugend ab der 12. Schwangerschaftswoche zusätzlich die Einnahme von Aspirin empfohlen.

Hochdruckbehandlung in der Schwangerschaft

In den meisten Fällen ist der Blutdruck nur mäßig erhöht, mit Werten zwischen 140 und 160 systolisch und 90 und 110 diastolisch. Verabreichte Medikamente müssen für Mutter und Kind höchstmögliche Sicherheit aufweisen. Die Behandlung sollte eingeleitet werden, wenn der Blutdruck anhaltend bei 150/95 mmHg liegt oder darüber. Alpha-Methyldopa wird häufig als Mittel der ersten Wahl gegeben, sollte eine medikamentöse Behandlung erforderlich sein. Als Zielbereich wird üblicherweise ein Wert von 140/90 mmHg betrachtet, das heißt, die Mehrzahl der Werte sollte unter laufender Selbstkontrolle unter 140/90 mmHg zu liegen kommen. Ist das nicht der Fall, erfolgt eine Dosissteigerung. Selten wird es notwendig sein, eine weitere Substanz hinzuzugeben. Dies ist in manchen Fällen aber wichtig, wenn etwa der Blutdruck bei Diagnosestellung schon sehr hohe Werte aufweist. Ein Blutdruckwert über 170/110 mmHg gilt als Notfall. Unverzügliche ärztliche Hilfe bzw. eine Einweisung ins Krankenhaus ist dann erforderlich. Bei nicht gut beherrschbarem Bluthochdruck oder Entwicklung einer Schwangerschaftsgestose wird (wenn das Kind ausreichend weit entwickelt ist) die Geburt eingeleitet.

Nach der Entbindung soll der Blutdruck weiter kontrolliert werden. Bei anhaltender Hypertonie ist gegebenenfalls eine fortgesetzte medikamentöse Therapie erforderlich. Dann ist Alpha-Methyldopa allerdings nicht mehr die erste Wahl. Bei der Wahl des Medikaments ist zu bedenken, dass blutdrucksenkende Medikamente prinzipiell auch in die Muttermilch gelangen. Ein hoher Blutdruck während der Schwangerschaft ist – ebenso wie erhöhte Blutzuckerwerte im Rahmen eines Gestationsdiabetes – mit einem lebenslang erhöhten Risiko für Gefäßkomplikationen verbunden. Dementsprechend werden regelmäßige ärztliche Kontrollen auch nach der Entbindung zur individuellen Einschätzung eben dieses Risikos empfohlen. Neben den Kontrollen sind Maßnahmen des gesunden Lebensstils sehr wichtig, um den Gefäßkomplikationen möglichst frühzeitig entgegenzuwirken.

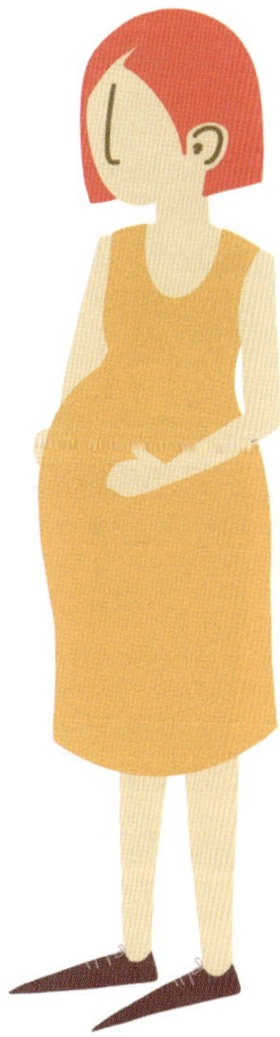

Hormone und Bluthochdruck

Ein geringer Anstieg des Blutdrucks nach Einnahme oraler Kontrazeption (Pille) kann bei etwa 5% der Frauen beobachtet werden. Deshalb wird eine zumindest sporadische Kontrolle des Blutdrucks bei Einnahme der Pille empfohlen. Eine Hormonersatztherapie bei Frauen in und nach der Menopause (Wechsel) kann auch bei vorbestehender Hypertonie erwogen werden. Es hat sich gezeigt, dass die Hormontherapie selbst den Blutdruck – wenn überhaupt – nur unwesentlich beeinflusst.

BLUTHOCHDRUCK ALS HÄUFIGER BEGLEITER ANDERER ERKRANKUNGEN

Bluthochdruck und Diabetes (Zuckerkrankheit)

Menschen mit Diabetes haben häufig auch einen erhöhten Blutdruck. Der Nutzen der blutdrucksenkenden Behandlung hinsichtlich der Vermeidung von Gefäßkomplikationen ist bei Diabetes besonders hoch. Neben Herzinfarkt und Schlaganfall betrifft das auch diabetesspezifische Komplikationen, wie Nierenschwäche und Retinopathie (Gefäßkrankheit des Augenhintergrundes, diese kann zur Erblindung führen). Regelmäßige Blutdruckkontrollen sind daher bei Diabetes immer erforderlich. Bezüglich der Wahl des blutdrucksenkenden Medikamentes gelten allgemeine Richtlinien, wie in Kapitel 3 dargestellt. Nicht selten wird es sinnvoll sein, gleich mit einer Kombination aus zwei Substanzen die Therapie einzuleiten, und oft wird ein RAS-Blocker Teil der Medikation sein (Nierenschutz). Das Blutdruckziel bei Menschen mit Diabetes wird zum Teil ein wenig kontroversiell diskutiert, es herrscht also Uneinigkeit darüber, wie niedrig der Blutdruck idealerweise sein sollte. Dies vor dem Hintergrund, dass manch unerwünschte Wirkung der blutdrucksenkenden Therapie bei Diabetes häufiger auftreten kann, z.B. ein Blutdruckabfall nach dem Aufstehen. Diese als „Orthostase" bezeichnete Blutdruckreaktion kann mit Schwindel einhergehen, der für Betroffene sehr unangenehm sein kann. Ursache hierfür ist eine gestörte Nervenfunktion (Neuropathie). Der Blutdruck sollte unter Behandlung jedenfalls unter 140/80 mmHg liegen, mit einem Zielwert von 130 systolisch.

Liegt der Wert zwischen 120 und 130, so ist ein optimaler Effekt zur Vermeidung eines Schlaganfalles zu erwarten.
Auch Medikamente, die in der Behandlung des Diabetes zunehmend Verwendung finden, bringen günstige Effekte auf den Blutdruck mit sich. Hierzu gehören die SGLT-2-Hemmer, die neben dem Blutzucker auch (wenn auch geringfügiger) den Blutdruck senken und sich in Summe auf Blutzucker, Herz und Nieren günstig auswirken. Ebenso konnte für GLP-1-Agonisten neben den Hauptwirkungen auf Blutzucker und Körpergewicht („Abnehmspritzen") auch günstige Auswirkungen auf Blutdruck und in der Folge auf Gefäßleiden nachgewiesen werden.

Bluthochdruck und chronische Nierenschwäche

Zwischen Bluthochdruck und Nierenschwäche besteht ein wechselseitiges Verhältnis, das eine bedingt bzw. verstärkt das andere. Besonders wichtig ist bei Nierenschwäche die Optimierung des Lebensstils inklusive einer Reduktion des Salzkonsums. Ebenso wie bei Diabetes ist die Festsetzung eines allgemeinen Blutdruckzieles schwierig. Oft treten Diabetes, Hypertonie und Nierenschwäche gemeinsam auf. Jedenfalls sollte der Blutdruck unter 140/90 mmHg liegen, mit optimalen Werten um 130/80 mmHg. Der Blutdruck sollte aber auch nicht zu stark, laut den aktuellen Empfehlungen nicht unter 120 mmHg abgesenkt werden.

Bluthochdruck und chronische Lungenkrankheit

Auch diese Kombination ist häufig. Ein gesunder Lebensstil ist entscheidend, in erster Linie der Verzicht auf das Rauchen. Auch bei der Medikamentenwahl gilt es einige Grundlagen zu berücksichtigen.

Bluthochdruck und Herzerkrankungen

Ein hoher Blutdruck führt zur dauerhaften Überbelastung des Herzmuskels. Herzerkrankungen sind die Folge, insbesondere Verkalkungen der Herzkranzgefäße (koronare Herzkrankheit, Herzinfarkt) und allgemeine Herzschwäche.

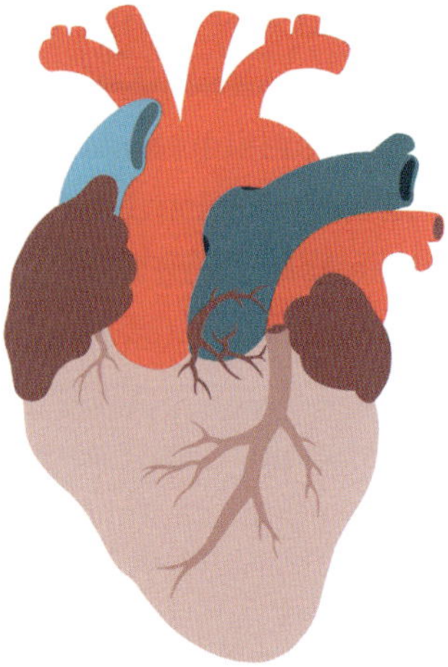

Studien haben gezeigt, dass ein Absenken des Blutdrucks um 10 mmHg das Risiko einer koronaren Herzerkrankung um 17% reduziert. Ähnlich wie bei Patientinnen und Patienten mit Nierenschwäche sollte der Blutdruck bei bestehender Herzgefäßerkrankung idealerweise zwischen 120 und 130 mmHg zu liegen kommen. Ähnliche Blutdruckziele gelten für Hypertonie bei Herzschwäche, wo blutdrucksenkende Medikamente auch zur Behandlung der Herzschwäche selbst eingesetzt werden (RAS-Blocker, Beta-Blocker).

Bluthochdruck und Gehirnfunktion

Der Schlaganfall gilt als gefährliche und häufige Komplikation des hohen Blutdrucks. Weniger klar ist der Zusammenhang von Hypertonie und Demenz. Dennoch gibt es Hinweise aus epidemiologischen Studien, wonach ein hoher Blutdruck in mittleren Lebensjahren (um die 50) Einschränkungen der Hirnleistung im höheren Alter (bis hin zu Demenz) nach sich ziehen kann. Allerdings gibt es derzeit nur wenige kontrollierte Studien über den Effekt einer blutdrucksenkenden Therapie auf kognitive Fähigkeiten und Demenz. Solche Studien sind allerdings wegen der langen Vorlaufzeit, in der sich die Hirnleistung verändert (oft über viele Jahrzehnte) auch methodologisch schwierig durchzuführen. In Summe ist es nach aktuellem Wissen sehr naheliegend, dass ein chronisch erhöhter Blutdruck, der nachgewiesenermaßen die Blutgefäße schädigt, auch Leistungen beeinträchtigt, die eine ausreichende Zufuhr von Sauerstoff und Nährstoffen erfordern (wie eben höhere Gehirnleistungen).

Bluthochdruck und Krebs

Hoher Blutdruck findet sich häufig bei Menschen, die an Krebserkrankungen leiden; Untersuchungen legen nahe, dass bei jeder dritten Patientin bzw. jedem dritten Patienten mit Krebs auch eine Hypertonie besteht. Eine der Hauptursachen hierfür ist die beiden Krankheiten eigene Altersverteilung. Sowohl Krebserkrankungen als auch der hohe Blutdruck sind häufiger im fortgeschrittenen und hohen Lebensalter zu beobachten. Weiters können medikamentöse Therapien, die bei Krebs eingesetzt werden, den Blutdruck erhöhen (z.B. VEGF-Inhibitoren). Bei Einsatz dieser Substanzen sind engmaschige Blutdruckkontrollen besonders sinnvoll.

COMPLIANCE (EINNAHMETREUE): STÄNDIG MEDIKAMENTE NEHMEN – MUSS DAS WIRKLICH SEIN?

Wenn ich in meiner Praxis die Einnahme eines Medikamentes empfehle, sei es zur Senkung des Blutzuckers, zur Senkung der Blutfette oder eben zur Absenkung eines zu hohen Blutdruckes, dann gilt es, immer sehr ähnliche Themen mit dem/der Betroffenen gemeinsam zu besprechen. Niemand von uns nimmt gerne Medikamente ein, noch dazu über einen längeren Zeitraum, was bei chronischen Krankheiten eben sinnvoll und notwendig ist. Deshalb nehme ich mir ausreichend Zeit, Nutzen und auch mögliche Risiken der geplanten medikamentösen Therapie ausführlich zu erläutern, damit der bzw. die Betroffene für sich selbst eine Entscheidung treffen kann, ob der Nutzen das Risiko übersteigt und somit die Entscheidung, die Medikamente auch einzunehmen, die ganz persönliche Gesundheit auf lange Sicht günstig beeinflussen wird. Zum Beispiel dadurch, dass verhindert wird, dass der bzw. die Betroffene einen Herzinfarkt oder Schlaganfall erleidet. Die Einnahmetreue hinsichtlich eines verordneten Medikamentes nennen wir „Compliance“ oder auch Adhärenz, also ein fortgesetztes Einverständnis mit der Einnahme der Medikamente.

Folgen und mögliche Ursachen einer „Non-Compliance“

Die Unterbrechung der Einnahme („Non-Compliance“) eines verordneten Medikamentes ist ein nicht ganz seltenes, allerdings potenziell folgenreiches Phänomen. Dadurch kann der Nutzen der Behandlung verlorengehen. Untersuchungen zufolge ist eine „Non Compliance“ bei 10 bis 80 % der Menschen mit hohem Blutdruck zu beobachten. Die große Schwankungsbreite ergibt sich aus

den Ergebnissen der jeweiligen Untersuchungen und verdeutlicht die Komplexität des Phänomens „Non-Compliance“. Ebenso beobachten wir ganz unterschiedliche Ursachen, warum Medikamente von Betroffenen nicht (dauerhaft) eingenommen werden. Diese Ursachen gilt es zu erkennen. Dementsprechend wichtig ist es, jede Art der medikamentösen Therapie laufend zu thematisieren und im ärztlichen Gespräch darauf Bezug zu nehmen. Werden die Medikamente gut vertragen? Gibt es neue Medikamente, die verschrieben wurden? Wurde die Einnahme der Medikamente unterbrochen? Und wenn ja: für wie lange und aus welchen Gründen?
Versucht man die Ursachen der Non-Compliance systematisch zu erfassen, zeigen sich vier große Bereiche. Die folgende Darstellung ist dabei insofern willkürlich, als in der Praxis oft eine Überschneidung bzw. eine Kombination von Ursachen vorliegt, die letztlich zur Non-Compliance führen.

› **Faktoren des Gesundheitssystems:** Damit ist gemeint, dass Medikamente oder Interventionen vom herrschenden Gesundheitssystem nicht (ausreichend) angeboten werden. Dies ist hierzulande nur sehr selten der Fall. In Österreich werden Medikamente für Hypertonie umfassend angeboten und deren Kosten auch vom öffentlichen Kassensystem übernommen. Es bleibt allerdings die Rezeptgebühr. Anders ist die Situation allerdings hinsichtlich der ebenso sinnvollen Lebensstilintervention. So ist z.B. in Österreich keine Unterstützung der Betroffenen durch das öffentliche Gesundheitssystem für eine professionelle Ernährungsberatung durch diplomierte Diätologinnen und Diätologen vorgesehen. Dies ist also durchaus eine mögliche Ursache von Non-Compliance hinsichtlich der Optimierung der Ernährung (inklusive Gewichtsreduktion). Obwohl diätologische Maßnahmen nachweislich die Gesundheit und das Überleben der Betroffenen günstig beeinflussen.
› **Faktoren, die die Medikamente selbst betreffen:** Mangelndes Wissen über die Wirkung und mögliche unerwünschte Wirkungen von Medikamenten kann sich auf die Einnahmetreue ungünstig auswirken. So trägt jedes aktiv wirksame Medikament prinzipiell auch das Risiko unerwünschter Wirkun-

gen („Nebenwirkungen“) in sich. Ebenso wichtig ist es, über die Wirkung der Medikamente Bescheid zu wissen, also was in Bezug auf den Blutdruck, den Blutzucker oder auf das subjektive Empfinden etc. zu erwarten ist. Eine Diskrepanz zwischen dem, was der bzw. die Betroffene von einem Medikament (oder auch einer Lebensstilintervention) erwartet, und dem, was tatsächlich eintritt, kann folglich zur bewussten Unterbrechung der Behandlung durch Patientinnen und Patienten führen.

› **Faktoren der Erkrankung:** Es ist sehr gut verständlich, dass besonders schwere und chronische Erkrankungen (also solche, die über einen langen Zeitraum vorliegen) besonders belastend sind und demnach auch nicht selten zu mentaler Ermüdung bis hin zu depressiver Verstimmung führen können. In solchen Fällen wird dann auch mitunter die Sinnhaftigkeit der Behandlungsmaßnahmen generell in Zweifel gezogen. Auch dies kann dazu führen, die Behandlung bewusst zu unterbrechen.
› **Faktoren, die von den Patientinnen und Patienten ausgehen, wie etwa der sozioökonomische Status:** Ein wichtiger Faktor, um eine dauerhafte Medikamententreue zu erleichtern, ist das Wissen der bzw. des Betroffenen um die Krankheit selbst und die entsprechenden Möglichkeiten der Behandlung. Dieses Wissen wird auch als „health literacy“ bezeichnet. Die „healthy literacy“ ist nachweislich sozial geschichtet, das heißt, höhere Bildung und höherer sozialer Status beeinflussen im Allgemeinen die Therapietreue positiv. Das Erkennen dieser Zusammenhänge ist im Kontext einer gesellschaftlich solidarischen Gesundheitsversorgung von großer Bedeutung.

Hilfestellung bei Non-Compliance

Wie kann ich nun als Ärztin oder Arzt Betroffene dabei unterstützen, den maximalen Nutzen der Behandlung zu bekommen? Dazu gehört, jedenfalls sicherzustellen, dass die verordnete Behandlung auch umgesetzt wird. Dass die Maßnahmen des Lebensstils (etwa die Ernährung) nicht nur ausreichend bekannt sind (und zwar bis ins Detail, bis zum täglichen Ernährungsplan), sondern auch im Alltag umgesetzt werden können und dass die Wirkung und mögli-

che Nebenwirkung der verschriebenen Medikamente so gut bekannt sind, dass diese tatsächlich und auch über einen längeren Zeitraum wie vorgeschrieben eingenommen werden.
Ein Schlüssel zum Erfolg ist hier eine gute Beziehung zwischen Betroffenen und der behandelnden Ärztin bzw. dem behandelnden Arzt. „Finden Sie eine Ärztin bzw. einen Arzt Ihres Vertrauens", ist dabei oft mein Rat an meine Patientinnen und Patienten. Grundsätzlich wichtig ist dabei ein empathischer Zugang mit dem Ziel, eine robuste wechselseitige Vertrauensbasis herzustellen. Hierzu gehören etwa gut geplante Termine in der Ordination möglichst ohne längere Wartezeiten. Den Betroffenen soll ausreichend Gelegenheit gegeben werden, persönliche Einstellungen zur Erkrankung und zu deren Behandlung darzulegen, inklusive aller Sorgen, Fragen und Unsicherheiten. Von ärztlicher Seite bedarf es der ausreichenden Information (ausreichend: nicht zu wenig aber auch nicht zu viel!) über alle relevanten Aspekte der Krankheit und deren Behandlung. Die Schaffung einer der Gesundheit der Patientinnen und Patienten sowie Zufriedenheit aller Beteiligten letztlich zuträglichen Vertrauensbasis ist dabei als Prozess zu verstehen, nicht als einmalige Aktion oder punktuelle Bemühung. Es soll aber auch an dieser Stelle nicht vergessen werden, dass die ärztliche Persönlichkeit, insbesondere auch die Empathiefähigkeit, in diesem Prozess eine große Rolle spielt, ebenso das Umfeld und die Arbeitsbedingungen, in deren Rahmen die Interaktion zwischen Ärztin bzw. Arzt und Patientinnen und Patienten stattfindet.

POLYPHARMAZIE

Der natürliche Alterungsprozess des Menschen führt unweigerlich zur Funktionseinschränkung der Organe und Organsysteme; im besten Falle erfolgt dieser Prozess harmonisch, allmählich und alle Organe etwa in gleichem Ausmaß betreffend. Nicht selten sind im Alter mehrere Organe und Organsysteme von Fehlfunktion und Krankheit betroffen. Dementsprechend steigt die Zahl der Medikamente, die verordnet werden. Das Phänomen der Einnahme vieler Medikamente bezeichnen wir als Polypharmazie (üblicherweise ist davon die

Rede, wenn mehr als fünf verschiedene Medikamente zur Einnahme verordnet werden). Ausgelöst wird die Polypharmazie durch die Notwendigkeit, mehrere Organsysteme gleichzeitig zu behandeln, aber auch durch den Umstand, dass im klinischen Alltag dem Absetzen von Medikamenten (auch als „deprescribing" bezeichnet), wenn es z.B. eine Verbesserung des Befindens zulassen würde, mitunter zu wenig Stellenwert beigemessen wird. Ebenso als potenziell problematisch erweist es sich, wenn mehrere Ärztinnen und Ärzte in die Behandlung eines Menschen involviert sind, insbesondere bei nicht ausreichender Kommunikation zwischen allen betreuenden Personen und Institutionen (inklusive Krankenhaus). All diese Phänomene sind eben bei älteren Menschen häufiger zu beobachten und bedürfen daher unserer ganz besonderen Aufmerksamkeit, auch in der Behandlung des Bluthochdrucks.

DIE GESCHICHTE MIT DEM HEIZSTRAHLER – ZUR WIRKUNG VON PLACEBO UND NOCEBO

Dass die Einnahme eines ärztlich verordneten Medikamentes eine Wirkung haben kann, die über die rein pharmakologisch erklärbare Wirkung hinausgeht – im positiven Sinn –, ist bekannt.

„Herr Gut, wenn Sie das hier nehmen, wird es Ihnen nach zwei Tagen deutlich bessergehen."

Forschungen haben eindrucksvoll gezeigt, dass es völlig gleichgültig ist, was „das hier" ist (ein Medikament, Pulver, Mittel, Kügelchen etc.). Ein Effekt der Intervention lässt sich jedenfalls nachweisen. Die entsprechende Autorität (die von einem Arzt bzw. einer Ärztin, einem Heiler oder einer Heilerin, einem Priester bzw. einer Priesterin, einem Schamanen oder einer Schamanin etc. ausgeht), verbunden mit den weiteren Maßnahmen, die die Intervention begleiten (in der ärztlichen Praxis etwa ein gutes Gespräch oder eine intensive Beratung), führen zur Besserung des Befindens. Das ist der Placeboeffekt, den Ärztinnen und Ärzte bzw. Therapeutinnen und Therapeuten jeder Art tagtäglich zum Nutzen ihrer Patientinnen und Patienten einsetzen – bewusst und sehr oft auch unbewusst. Ein wichtiges Instrument also, und keineswegs nutzlose „Einbildung“ vonseiten des Patienten bzw. der Patientin.

Weniger bekannt ist der Noceboeffekt, der das Phänomen beschreibt, dass auch unerwünschte Wirkungen einer Maßnahme (etwa Nebenwirkungen eines Medikamentes) unter bestimmten Voraussetzungen vermehrt auftreten können. Jüngste Untersuchungen zeigen, dass ein solcher Effekt bis zu 90% der beschriebenen Nebenwirkungen eines Medikamentes erklären können (also dass die Beschwerden, die vor Einnahme angekündigt werden, auch tatsächlich eintreten, obwohl nur ein Scheinmedikament gegeben wurde, das – per Definition – diese Nebenwirkung per se eigentlich gar nicht auslösen kann). Diese Daten verdeutlichen die Schwierigkeiten, mit Patientinnen und Patienten auch etwaige unerwünschte Wirkungen von Medikamenten zu besprechen. Jüngst (zum Zeitpunkt meiner Manuskripterstellung ist Februar und die Außentemperaturen liegen unter dem Gefrierpunkt) hatte ich Gelegenheit, einem Patienten den Placeboeffekt zu erklären. Daraufhin erwiderte dieser:

„Herr Doktor, da fällt mir eine Geschichte ein. Wir hatten gestern zu Hause einen Betriebsausfall unserer Heizung. Für solche Fälle haben wir zum Glück einen Infrarotheizstrahler. Also habe ich rasch den Thermostat am Heizstrahler hochgeschaltet und mich auf die Fernsehcouch zurückgezogen. Gut, dass wir gerüstet sind, dachte ich und genoss die heranströmende wohlige Wärme. Nach dem doch noch angenehm verbrachten Abend schaltete ich dann vor dem Schlafengehen den Thermostat wieder auf null zurück. Mit einiger Überraschung bemerkte ich aber, dass der Stecker schlapp herabhing und somit der Heizstrahler gar nicht ans Netz angeschlossen gewesen war.“

„Ha, ha“, stimmte ich in sein Lachen ein, „ein klassischer Placeboeffekt also.“

„Aber die Geschichte ist nicht zu Ende, Herr Doktor. Meine Frau war nämlich darob gar nicht so begeistert. Den ganzen Abend hatte sie die kalten Temperaturen beklagt.“

So hatte der (Placebo-)Effekt lediglich meinen Patienten gewärmt, nicht aber dessen Gattin.

DIE ZUKUNFT HAT SCHON BEGONNEN …

Pharmakogenetik

Generell unterliegen Medikamente nach deren Einnahme einem Abbauprozess innerhalb des Körpers; dabei wird die jeweilige Substanz in ihre Einzelteile zerlegt, die dann über Nieren und Leber bzw. den Darm wieder aus dem Körper entfernt werden. Der Zeitraum, über den das Medikament an den jeweiligen Organen tatsächlich wirksam wird, ist im Wesentlichen vom Ausmaß und der Geschwindigkeit der Abbauprozesse abhängig. Diese Prozesse variieren von Person zu Person und sind zu einem guten Teil angeboren, also genetisch festgelegt. Die Wissenschaft der Pharmakogenetik befasst sich mit diesen Phänomenen, geht es doch hier um eine individuelle Therapie in Bezug auf das optimale Medikament, aber auch die optimale Dosierung. Die Bedeutung der Pharmakogenetik bei blutdrucksenkenden Medikamenten ist derzeit noch limitiert, allerdings durchaus aktuell bei häufig verabreichten Begleitmedikamenten, wie etwa blutverdünnenden Medikamenten, Cholesterinsenkern oder auch Antidepressiva und Schmerzmitteln. Durch die Bestimmung bestimmter Gene können Abbauprozesse von Medikamenten individuell vorhergesagt werden, wodurch sowohl eine verbesserte Wirksamkeit (höherer Behandlungsnutzen) als auch Verträglichkeit (weniger unerwünschte Wirkungen) einzelner Medikamente erwartet werden kann. Entsprechende Analysen werden heute schon kommerziell angeboten; sie sind (noch) vergleichsweise kostspielig, müssen aber nur einmal gemacht werden und – da die Gene ja lebenslang unverändert bleiben – haben dann pro futuro unbeschränkt Gültigkeit bzw. können anhand neuer Erkenntnisse (neue Gene, die identifiziert werden) jederzeit ergänzt werden.

Therapien des Bluthochdrucks unter Zuhilfenahme von Instrumenten („device based")

Hierzu gehört die renale Denervation. Dabei werden Nerven, die die Niere versorgen, ruhiggestellt. Dies wird mittels eines minimalinvasiven chirurgische Eingriffs erreicht, basierend auf der Annahme einer gestörten Aktivität

des sympathischen Nervensystems. Der Eingriff wird ausschließlich an spezialisierten Zentren durchgeführt. Die Methode kann in (ausgewählten) Einzelfällen in Erwägung gezogen werden, wenn alle anderen Maßnahmen, den Blutdruck in den Griff zu bekommen, versagt haben. Eine gut erhaltene Nierenfunktion ist Voraussetzung, ebenso sollten insbesondere (da es sich um ein invasives Verfahren handelt) mögliche Wirkungen und auch mögliche Nebenwirkungen den Betroffenen sehr gut und umfassend vermittelt werden.
Andere Verfahren (dazu gehören etwa die Stimulation der Barorezeptoren an der Halsschlagader, arterio-venöse Anastomosen oder die kardiale Neuromodulation) sind strikt als experimentell zu betrachten und werden demnach zur Behandlung des Bluthochdrucks derzeit generell nicht empfohlen.

WAS WIR (NOCH) NICHT SO GENAU WISSEN

Was Sie in diesem Buch an Informationen finden, beruht auf der bestmöglichen Evidenz zum Zeitpunkt der Drucklegung. Wissensfindung ist immer auch ein fortgesetzter Prozess, der neues Wissen hervorbringt unter der Voraussetzung, dass bestehendes Wissen hinterfragt wird und durch neue Ergebnisse (und entsprechende Schlussfolgerungen) laufend ergänzt werden kann. Ich habe versucht, Sie davon zu überzeugen, dass der hohe Blutdruck eine ernstzunehmende Diagnose darstellt, dessen Behandlung in den meisten Fällen sehr lohnend ist, ganz im Sinne eines gesunden und langen Lebens.
Im folgenden Abschnitt möchte ich gerne jene Bereiche erwähnen, in denen die verfügbare Evidenz (noch) keine eindeutigen Aussagen zulässt, wir daher noch weitere Untersuchungen abwarten müssen, um klarere Empfehlungen geben zu können.

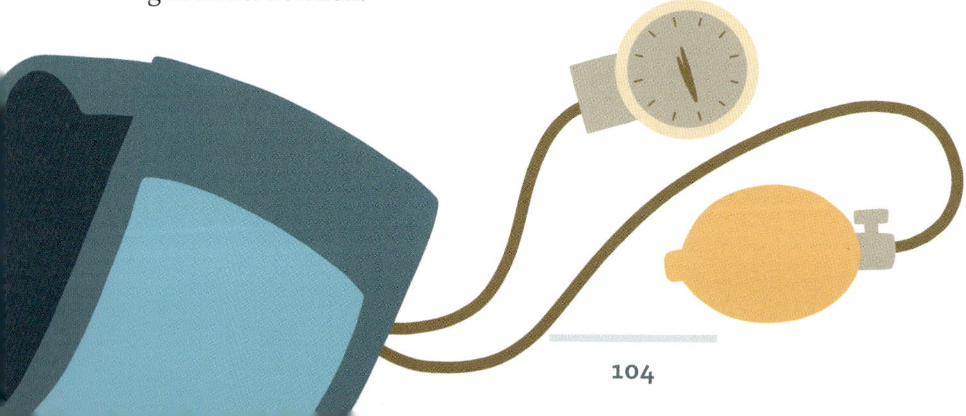

Was wir nach heutigem Wissenstand nicht so ganz genau wissen bzw. was noch erforscht werden muss:

› Welches Früherkennungsprogramm (Screening) ist bei Bluthochdruck am wirkungsvollsten?
› Wie genau soll der Blutdruck bei Menschen mit Rhythmusstörungen gemessen werden?
› Welchen genauen Stellenwert hat die Heimmessung gegenüber der Blutdruckmessung in der Ordination bzw. Klinik?
› Welche Blutdruckwerte ergeben den optimalen Nutzen bei jungen Patientinnen und Patienten?
› Welche Blutdruckzielwerte sollen für die Selbstmessung in Relation zur automatischen 24-Stunden-Blutdruckmessung gelten?
› Wie lautet das effektivste Vorgehen bei therapieresistenter Hypertonie?
› Welchen Nutzen hat eine Behandlung bei hochnormalen Blutdruckwerten?
› Wir benötigen noch mehr Erkenntnisse bei älteren Patientinnen/Patienten und solchen mit relevanten (nicht kardiovaskulären) Begleiterkrankungen.
› Es braucht noch mehr Daten bezüglich der Aussagekraft der diastolischen Hypertonie.
› Studien über den optimalen Blutdruckzielwert bei Begleiterkrankungen wie Diabetes und Nierenschwäche liegen noch nicht in ausreichender Zahl vor.
› Es braucht mehr Daten über die Einnahmetreue der Medikamente durch die Betroffenen und deren Einflussfaktoren.
› Es braucht mehr Daten über den Effekt einer Monotherapie gegenüber einer Kombinationstherapie bei Einleitung einer medikamentösen Behandlung.
› Es braucht mehr Daten über den Nutzen von Maßnahmen des Lebensstils, jede für sich und in Kombination.
› Es braucht mehr Daten zur Wirkung blutdrucksenkender Maßnahmen bei Menschen mit kognitiver Einschränkung und Demenz.
› Wie sieht das optimale Vorgehen bei Weißkittelhypertonie aus?
› Welche Bedeutung haben biometrische Daten, die mittels kommerzieller „devices“ erhoben werden (smart watch), für die Bluthochdruckforschung?

Manche dieser Punkte werden in absehbarer Zeit wohl durch weitere Studien geklärt werden können. Bei manchen wird es aufgrund methodologischer Einschränkungen vermutlich eher schwierig sein, weiterführende Untersuchungen überhaupt durchzuführen, geschweige denn verlässliche Schlussfolgerungen daraus ziehen zu können. Unser (gesichertes) Wissen über die Folgen und den Nutzen einer Behandlung des Bluthochdruckes ist allerdings schon heute so umfassend und die Erkenntnisse sind so robust, dass wir jeden weiteren Wissenszuwachs als „Bonus" verstehen dürfen, der hier und dort eine noch bessere Betreuung ermöglichen wird. Mit anderen Worten: Wenn es hier und da Bereiche gibt, wo wir uns mehr gesicherte Erkenntnis (aus Studien) wünschen würden, so zählt die Hypertonie doch zu den am besten erforschten und am besten zu behandelnden chronischen Krankheiten. Und wenn auch die Grundlagen der ärztlichen Entscheidungsfindung auf den Erkenntnissen der Wissenschaft beruhen, bleibt die Behandlung immer individuell auf die Person abgestimmt.

BLUTHOCHDRUCK – DIE 20 WICHTIGSTEN BOTSCHAFTEN IN DER ZUSAMMENFASSUNG

› Mehr als 1 Milliarde Menschen sind global von hohem Blutdruck betroffen, bis 2025 sollen es 1,5 Milliarden sein. Hoher Blutdruck ist der wichtigste beeinflussbare Risikofaktor, der nicht nur Herzinfarkte und Schlaganfälle (mit) verursacht, sondern auch Herzschwäche, Vorhofflimmern (Herzrhythmusstörungen), Nierenschwäche, Beindurchblutungsstörungen und Demenz.

› Wir sprechen von Bluthochdruck (Hypertonie), wenn der Blutdruck in der Ordination oder Klinik wiederholt über 140/90 mmHg gemessen wird. Dies entspricht einem Messwert von 135/85 mmHg bei häuslicher Messung.

› Der Bluthochdruck ist in der Regel nicht spürbar (deshalb auch die Bezeichnung „silent killer"). Ein hoher Blutdruck kann deshalb nur durch regelmäßige Messungen entdeckt werden, im Rahmen von Früherkennungsprogrammen. Bei gesunden Menschen sollte der Blutdruck mindestens alle fünf Jahre gemessen werden, bei Verdacht auf Bluthochdruck entsprechend öfter.

- Wird ein Bluthochdruck diagnostiziert, sollte nach begleitenden Risikofaktoren (z.B. Diabetes) und etwaig bestehenden Begleiterkrankungen (z.B. Nierenschwäche) aktiv gesucht werden. Dies ermöglicht eine genaue Abschätzung des zu erwartenden individuellen Gefäßrisikos (Risiko für das Auftreten von Herzinfarkt, Schlaganfall).
- Unter bestimmten Umständen (junges Alter, schwer einstellbare Hypertonie oder sich sehr rasch entwickelnder hoher Blutdruck) sollte an sekundäre Ursachen des Bluthochdrucks gedacht werden. Dies ist insofern bedeutsam, da sich die Behandlung in Fällen einer sekundären Hypertonie deutlich von der einer klassischen essenziellen Hypertonie unterscheiden kann.
- Lebensstilmaßnahmen sind fundamental wichtig. Hierzu gehört alles, was zu einem gesunden Lebensstil beiträgt, also eine gesunde Ernährung, ausreichend Bewegung und strikte Nikotinkarenz. Diese Maßnahmen senken generell das Gefäßrisiko. Speziell blutdrucksenkend wirken eine Einschränkung von Alkohol und Kochsalz sowie die Vermeidung von Übergewicht.
- Eine Behandlung mit Medikamenten sollte bei Bluthochdruck erfolgen, wenn Lebensstilmaßnahmen allein nicht ausreichen, den Blutdruck unter Kontrolle zu bringen. Der Grenzwert für den in der Ordination oder Klinik gemessenen Blutdruck beträgt für Menschen unter 80 Jahren 140/90 mmHg.
- Auch für Menschen über 80 Jahren wurde der Nutzen einer blutdrucksenkenden medikamentösen Therapie nachgewiesen. Allerdings ist in dieser Altersgruppe jede Pharmakotherapie generell komplexer (Polypharmazie, Verträglichkeit und mögliche Nebenwirkungen), sodass ein Behandlungsbeginn erst bei Werten von über 160 mmHg systolisch erwogen werden soll. Eine bereits bestehende Blutdruckbehandlung sollte allerdings fortgeführt werden, eventuell kann eine Anpassung der Zielwerte erwogen werden.
- Das Ausmaß der Blutdrucksenkung sollte sich in der Regel an einem Therapieziel von unter 140 mmHg (systolisch, also der erste Wert) orientieren. Viele Patientinnen und Patienten profitieren von einem Ziel von unter 130 mmHg; ein noch aggressiveres Behandlungsziel von unter 120 mmHg systolisch wird hingegen derzeit nicht empfohlen.

- Das Behandlungsziel bei Menschen mit Bluthochdruck über 65 Jahren sollte generell zwischen 130 und 139 mmHg betragen.
- Bei Menschen mit Diabetes und/oder Nierenschwäche kann ein Therapieziel von unter 130 mmHg erwogen werden, um das Risiko eines Schlaganfalles weiter zu reduzieren.
- Das optimale Therapieziel für den diastolischen Blutdruck ist weniger gut etabliert als Therapieziele für den systolischen Blutdruck. Üblicherweise wird das Ziel für den diastolischen Blutdruck mit unter 80 mmHg angegeben.
- Ungeachtet der hohen Aufmerksamkeit, der dem Bluthochdruck gewidmet wird, haben Studien gezeigt, dass lediglich etwa 50% aller Betroffenen das Blutdruckziel von unter 140 mmHg auch tatsächlich erreichen. Diese Zahl gibt uns allen zu denken.
- Es ist durchaus zulässig (vielerorts sogar empfohlen), bei den meisten Betroffenen die medikamentöse Blutdrucktherapie als Kombinationstherapie zu beginnen. Also gleich zwei einander ergänzende Substanzen in entsprechend niedrigerer Dosis zu verschreiben. Diese Empfehlung erwächst aus dem Umstand, dass die Mehrheit der Betroffenen mit einer einzigen blutdrucksenkenden Substanz, selbst in maximaler Dosierung, das Therapieziel nicht erreichen kann. Ein solches Vorgehen gilt demnach für die „meisten" Patientinnen und Patienten – was andererseits ein sehr individuelles Vorgehen im Einzelfall nicht nur rechtfertigt, sondern sogar nahelegt.
- Braucht es mehrere Substanzen, so haben sich Kombinationspräparate als sehr vorteilhaft erwiesen. Diese vereinfachen die Einnahme und verbessern die Einnahmetreue (Compliance).
- Strukturierte Behandlungsregime werden empfohlen; etwa die initiale Verabreichung einer RAS-Blockers/Diuretika-Kombination oder die Kombination von RAS-Blocker und Calciumkanalblocker sowie die Zugabe eines Beta-Blockers bei etwaiger Begleitindikation.
- Bei Frauen mit Kinderwunsch (bzw. wenn eine Schwangerschaft möglich ist) sollten keine RAS-Blocker (ACE-Hemmer oder Angiotensin-Rezeptor-Blocker) gegeben werden, ebenso wenig im Falle einer Schwangerschaft.

- Bei Bluthochdruck in der Schwangerschaft wird die Gabe von Alpha-Methyldopa empfohlen.
- Invasive Behandlungsmethoden des Bluthochdrucks sind weitgehend als experimentell zu betrachten, sollten noch in weiteren kontrollierten Studien geprüft werden und sind prinzipiell speziellen Zentren vorbehalten. Die minimalinvasive renale Denervation ist hier von allen Verfahren derzeit am weitesten entwickelt.
- Die meisten Patientinnen und Patienten mit Bluthochdruck profitieren von einer ergänzenden cholesterinsenkenden Behandlung mit Statinen im Sinne einer generellen Minimierung des Gefäßrisikos.
- Ebenso sollte an die Gabe von Aspirin gedacht werden (niedrige Dosis von 100 mg), wenn bereits klinisch manifeste Gefäßkomplikationen (Herzinfarkt, Schlaganfall) aufgetreten sind (Sekundärprävention).

05 **Fragen** aus der Praxis

WANN IST DER BLUTDRUCK ÜBERHAUPT ZU HOCH?

Der Blutdruck ist eine stark schwankende biologische Messgröße, die mit verschiedenen Methoden erfasst werden kann. Die Blutdruckmessung unter häuslichen Bedingungen spielt eine zentrale Rolle. Ob der Blutdruck zu hoch ist, hängt also nicht nur von der Höhe des Wertes ab, sondern auch davon, wie und wo der Blutdruck gemessen wurde. Wird der Blutdruck zu Hause korrekt gemessen, gilt ein Grenzwert von 135/85 mmHg.

WELCHES BLUTDRUCKMESSGERÄT SOLL ICH KAUFEN?

Ein geeignetes Messgerät ist eine gute Investition – die Kriterien der Behandlung (Diagnose) und auch die Einschätzung des Therapieverlaufes, insbesondere, wenn Sie Medikamente einnehmen, beruhen ganz entscheidend auf den Blutdruckwerten, die Sie selbst zu Hause messen. Deshalb ist es sehr wichtig, dass die Werte, die Sie zu Hause messen, auch die „richtigen“ sind. Das ist nur möglich, wenn das Gerät gut funktioniert und auch für Sie persönlich gut geeignet ist. Es sollte ein validiertes, also nach Qualitätskriterien geprüftes Gerät sein. Am besten sind automatische Geräte, bei denen auf Knopfdruck eine Manschette aufgeblasen wird, die um den Oberarm angelegt wird. Die Größe der Manschette sollte an den Oberarm angepasst sein (je stärker der Oberarm ist, desto größer sollte die Manschette sein). Lassen Sie sich im Fachhandel beraten.

Die deutsche Stiftung Warentest bewertete vor einigen Jahren die am Markt befindlichen Geräte und stellte fest, dass viele eher ungenau arbeiten. Daher ist eine gute Beratung sehr zu empfehlen. Neben den Oberarmmessgeräten werden auch viele für das Handgelenk angeboten, die auch meist günstiger sind. Oberarmgeräte garantieren, dass die Messung immer auf Herzhöhe erfolgt, was sie meistens genauer macht. Messungen am Handgelenk sollten daher immer mit angewinkeltem Arm erfolgen, sonst sind die Ergebnisse sehr ungenau.

BRAUCHE ICH EINE 24-STUNDEN-BLUTDRUCKMESSUNG?

Es gibt verschiedene Methoden, um die Blutdruckwerte möglichst akkurat zu messen und auch zu dokumentieren. Die Blutdruckmessung unter häuslichen Bedingungen spielt eine zentrale Rolle, 24-Stunden-Messungen können unter bestimmten Umständen ergänzend dazu sinnvoll eingesetzt werden: zum Beispiel, wenn ein Bluthochdruck vermutet wird, ein solcher aber in Wahrheit nicht vorliegt. Ebenso hilfreich ist die 24-Stunden-Messung in der Diagnostik von sekundären Formen des Bluthochdruckes.

DARF ICH KAFFEE TRINKEN?

Ja. Kaffee, aber auch Tee, inklusive grünem Tee, sind nicht nur nicht gefährlich oder ungünstig bei hohem Blutdruck, vielmehr haben die meisten Studien sogar einen günstigen Einfluss dieser Genussmittel zeigen können. Dies gilt bis zu einer mittelhohen Kaffeezufuhr von drei bis fünf Tassen pro Tag.

DARF ICH SALZ ESSEN?

Ein Zusammenhang zwischen dem Konsum von Kochsalz und der Höhe des Blutdruckes wurde eindeutig festgestellt. So konnte etwa auch in Untersuchungen gezeigt werden, dass eine strenge Einschränkung der Kochsalzzufuhr tatsächlich den Blutdruck senkt, mitunter sogar auf Medikamente verzichtet werden kann. In vielen dieser Untersuchungen war allerdings die Kochsalzzufuhr sehr stark reduziert, was im Alltag wenig praktikabel ist. Für die Praxis empfehle ich, Speisen nicht (oder möglichst sehr sparsam) nachzusalzen, und – vor allem – möglichst auf Fertiggerichte zu verzichten. Etwa 80 % der Zufuhr von Kochsalz erfolgt durch den Verzehr von Fertigprodukten („processed food").

WELCHE DIÄT SOLL ICH EINHALTEN?

Im Zusammenhang mit der Behandlung des Bluthochdrucks sprechen wir heute gerne von Prinzipien einer gesunden Ernährung und nicht von speziellen Diäten. Dies gilt im Übrigen auch für die häufigen Begleiter der Hypertonie, insbesondere Übergewicht und Diabetes. Eine gesunde Ernährung orientiert sich an mediterranen Kostformen. Spezielle „Hochdruckdiäten“ (z.B. die DASH-Diät) haben sich in kontrollierten Untersuchungen zwar tatsächlich als wirksam erwiesen, sind aber für den Alltag auf längere Sicht nicht gut geeignet. Zudem besteht bei allen Diäten das gleiche entscheidende Problem: Sie funktionieren zwar alle mehr oder weniger gut, haben aber alle irgendwann ein Ende. Und erst dann beginnt der eigentliche Kampf mit den Kilos, die dann gerne rasch wieder hinaufschnellen. Insofern ist die dauerhafte Umstellung auf eine gesunde Mischkost nach dem Vorbild der mediterranen Ernährung immer die bessere Vorgehensweise, die zudem keine harten Verzichtsregeln kennt.

MUSS ICH WIRKLICH MEDIKAMENTE EINNEHMEN?

Wenn sich der Blutdruck durch nicht medikamentöse Maßnahmen alleine nicht in den Zielbereich bringen lässt (dieser ist individuell festgelegt), braucht es pharmakologische Unterstützung. Es gibt eine Reihe von Substanzgruppen, aus denen Ihre Ärztin bzw. Ihr Arzt eine beste Wahl treffen wird, mit vielen Möglichkeiten der individuellen Auswahl sowie der Kombination mehrerer Substanzen.

DER BLUTDRUCK IST JETZT WIEDER GUT – MUSS ICH DIE MEDIKAMENTE WEITER NEHMEN?

Wenn Sie die Medikamente absetzen (also nicht einnehmen), ist davon auszugehen, dass der Blutdruck wieder ansteigt. Wenn ein solcher Effekt nicht erwünscht ist, empfiehlt es sich, die Medikamente auch tatsächlich und fortgesetzt einzunehmen. Eine Anpassung der Medikamente (z.B. wenn sich Ihr Gesundheitszustand verändert) erfolgt demnach am besten und immer in Absprache mit Ihrem Arzt bzw. Ihrer Ärztin.

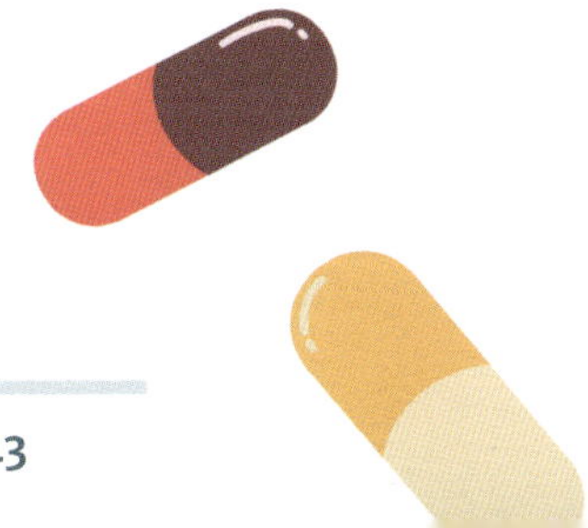

WAS KANN ICH VON MIR AUS TUN, UM DEN BLUTDRUCK ZU SENKEN?

Ich empfehle immer, Lebensstilmaßnahmen als Basisprogramm so gut wie möglich umzusetzen. Diese Maßnahmen helfen nicht nur bei Bluthochdruck, sondern bei vielen anderen und häufigen Krankheiten – bis hin zu Krebs oder Demenz. Sprechen Sie mit Ihrem Arzt bzw. Ihrer Ärztin darüber!

KANN DER BLUTDRUCK AUCH ZU NIEDRIG SEIN?

Durchaus. Dies kann etwa durch Schwindel oder Müdigkeit zum Ausdruck kommen. Wenn Sie das Gefühl haben, dass der Blutdruck zu niedrig ist (zum Beispiel unter 100 systolisch), sollten Sie unbedingt eine Beweisführung anstreben – also den Blutdruck messen, wenn derartige Beschwerden auftreten. Zögern Sie nicht, mit Ihrem Arzt bzw. Ihrer Ärztin zu sprechen, wenn Sie das Gefühl haben, dass Ihr Blutdruck nicht gut genug (zu hoch oder auch zu niedrig) eingestellt ist.

MEIN BLUTDRUCK IST NUR IN DER ORDINATION HOCH – HABE ICH BLUTHOCHDRUCK?

Das kann durchaus vorkommen – und gar nicht selten. Wir sprechen dann gerne von Weißkittelhypertonie. Bei diesem Verdacht ist es fundamental wichtig, Blutdruckwerte unter häuslichen Bedingungen zu erfassen, um festzustellen, ob tatsächlich ein Bluthochdruck vorliegt, der einer Behandlung bedarf.

BEI WELCHEM WERT IST DER BLUTDRUCK ZU HOCH, IST ES JETZT 130 ODER 140 MMHG?

Eine für alle Menschen verbindlich geltende Grenze anzugeben, ist schwierig bis unmöglich. Deshalb wird neben der Höhe des Blutdrucks immer auch das Gefäßrisiko insgesamt ins Kalkül genommen. Eine Behandlung wird vor allem sinnvoll sein, wenn neben dem Bluthochdruck noch andere Risikofaktoren vorliegen, z.B. hohe (LDL-) Cholesterinwerte oder ein Diabetes (hoher Blutzucker).

WAS BRINGT ES ÜBERHAUPT, DEN BLUTDRUCK ZU SENKEN?

Das vordringliche Ziel der Blutdrucksenkung ist eine Reduktion des Risikos, Gefäßerkrankungen zu erleiden, allen voran Herzinfarkt und Schlaganfall. Untersuchungen haben gezeigt, dass ein Absenken des Blutdrucks um 10, 20 oder 30 mmHg das Erkrankungsrisiko um 29%, 42% und 54% reduzierte. Schon ein Absenken des Blutdrucks von 160 auf 150 mmHg hat also im Durchschnitt die Komplikationen um ein Drittel reduziert, wenn der Blutdruck auf 130 mmHg sinkt, ist das Risiko für Herzinfarkt und Schlaganfall nur mehr halb so hoch.

WIE HOCH SOLLTE DER BLUTDRUCK SEIN, WENN ICH BLUTDRUCKSENKENDE MEDIKAMENTE EINNEHME?

Auch hier ist die Antwort eine sehr persönliche und individuelle. Allerdings gibt es auf der Grundlage klinischer Untersuchungen einige „Faustregeln". Generell sollte der Blutdruck bei jüngeren Menschen (z.B. unter 65 Jahren) unter Behandlung bei 130/80 mmHg oder darunter liegen. Bei älteren Menschen (z.B. über 65) sind unerwünschte Nebenwirkungen häufiger, sodass hier mitunter die Einstellung nicht so streng sein muss. Zur Beantwortung dieser Frage wird man also immer das gesamte Gefäßrisiko zur Diskussion stellen.

WELCHE UNTERSUCHUNGEN SOLLTE ICH BEI BLUTHOCHDRUCK REGELMÄẞIG MACHEN?

Zunächst die Blutbefunde, woraus wichtige Organfunktionen (z.B. Niere) und andere Risikofaktoren (z.B. Cholesterin) erkennbar sind. Weiters sollten auch regelmäßig die Augen (inklusive Augenhintergrund) untersucht werden. Die Notwendigkeit weiterer Untersuchungen, etwa der Blutgefäße (z.B. Ultraschall der Halsschlagader), werden ärztlicherseits individuell vorgeschrieben.

WIE OFT MUSS ICH ZUR BLUTABNAHME?

Jedenfalls einmal jährlich, falls erforderlich auch öfter. Bitte sprechen Sie mit Ihrer Ärztin bzw. Ihrem Arzt.

DARF ICH SPORT BETREIBEN?

Ja, unbedingt. Prinzipiell kommen sowohl Ausdauersport als auch Übungen zur Steigerung der Muskelkraft in Frage. Bevor Sie damit beginnen, sollten Sie aber mit Ihrer Ärztin bzw. Ihrem Arzt sprechen. Das ärztliche Gespräch sollte klären, welche Sportart für Sie geeignet ist, wie häufig und wie intensiv die Sportart betrieben werden soll und welche Untersuchungen eventuell noch erforderlich sind – etwa eine Fahrradergometrie. Diese Untersuchung hilft bei der Einschätzung der generellen Leistungsfähigkeit und bei der Beurteilung der Frage, wie der Kreislauf auf eine körperliche Belastung überhaupt reagiert.

WAS BEDEUTET DIE ABKÜRZUNG RR?

Die Abkürzung RR steht für Riva-Rocci und geht auf den italienischen Arzt Scipione Riva-Rocci (1863–1937) zurück, der im 19. Jahrhundert die Methode zur Messung des Blutdrucks erstmals beschrieben hat. Im heutigen (medizinischen) Sprachgebrauch ist üblicherweise mit RR der Blutdruck an sich gemeint. Also wenn beispielsweise im Arztbrief RR 130/80 geschrieben steht, bedeutet das einfach, dass der Blutdruck 130/80 mmHg beträgt.

WARUM WIRD DER BLUTDRUCK IN MMHG ANGEGEBEN?

Der Blutdruck wurde historisch anhand der Höhe einer Quecksilbersäule (Hg) in Millimeter (mm) gemessen, daher die Bezeichnung mmHg. Wir sagen auch heute noch z.B.: „Der Blutdruck ist 130/80 mmHg." Oft wird die Maßzahl aber auch weggelassen und der Blutdruck wird dann einfach mit 130/80 angegeben.

WAS SIND KARDIOVASKULÄRE RISIKO-SCORES?

Um das Risiko für ein kardiovaskuläres Ereignis (Herzinfarkt, Schlaganfall) abschätzen zu können, wird gerne die Mathematik zu Hilfe genommen. Aus sehr großen Datenbanken werden unter Berücksichtigung bekannter Risikofaktoren (z.B. Rauchen, Cholesterin, Bluthochdruck) Wahrscheinlichkeiten ermittelt, nach denen in einem definierten Zeitraum (üblicherweise zehn Jahre) mit dem Auftreten eines Herzinfarktes oder eines Schlaganfalles zu rechnen ist.

Diese Wahrscheinlichkeit wird in Prozent angegeben und kann für jede Person errechnet werden. Das Zehn-Jahres Risiko kann etwa für die Festlegung von Behandlungszielen herangezogen werden.

WELCHEN SCORE EMPFEHLEN SIE?

Wir verwenden derzeit gerne den von der Europäischen Fachgesellschaft (ESC) entwickelten SCORE-2 oder für Menschen ab 70 den SCORE2-OP (older persons). Es ist zu erwarten, dass die Scores in Zukunft immer genauer werden und wir immer besser verstehen, welche (Risiko-)Faktoren bei welchen Menschen welche Rolle spielen. Auch werden KI-basierte Systeme diese Modelle verbessern helfen. Aber Vorsicht: Kein Score wird jemals den persönlichen ärztlichen Kontakt ersetzen. Nur das persönliche ärztliche Gespräch führt zu einem umfassenden Verständnis der Bedürfnisse und Anliegen des/der Betroffenen und ermöglicht dadurch erst die individuelle Einschätzung von Risiko und Sinnhaftigkeit risikomindernder Maßnahmen.

Danksagung

Mein Dank gebührt in erster Linie all meinen Patientinnen und Patienten, die mich seit den 1990er Jahren mit Informationen, Geschichten, Anekdoten und vielen unschätzbaren Weisheiten versorgt haben. Ohne sie gäbe es dieses Buch nicht. Vielen Dank dafür!

Weiters gebührt mein Dank allen Kolleginnen und Kollegen aus allen Fachbereichen, die mir so oft geholfen haben, die Erlebnisse im klinischen Alltag einzuordnen, um daraus immer wieder Neues zu lernen. Und meiner Familie, allen Angehörigen, Freundinnen/Freunden, Kolleginnen/Kollegen und Wegbegleiterinnen/-begleitern, die mir in unzähliger Form Meinungen, Kritik, Anregungen und Inspirationen gegeben haben. Für dieses Buch im Speziellen danke ich (neuerlich) Karin Eichhorn für die kritische Durchsicht des Manuskriptes sowie Hagen Schaub vom Verlagshaus der Ärzte für die Wegbegleitung. Ein besonderer Dank gilt auch wieder der Illustratorin dieses Buches, Karoline Baumgartner, die meinem Wunsch, den Text durch grafische Elemente zu unterstützen, hervorragend gerecht geworden ist und mit viel Talent und Engagement Illustrationen und Layout beigetragen hat.

Anhang

LITERATURVERZEICHNIS

Fachartikel

Europäische kardiologische Gesellschaft (ESC). 2018 ESC/ESH Guidelines for the management of arterial hypertension. European Heart Journal 2018;39:3021–3104

Internationale Gesellschaft für Hypertonie. 2020 International society of hypertension global hypertension practice guidelines. Hypertension 2020;75:1334–1357

Treatment of hypertension - a review. JAMA 2022;328(18):1849–1861

Weber et al. ESH Hypertonie Guidelines 2023: was ist relevant? J Hyperton 2023; 27(2)

Mancia et al. ESH Guidelines for the management of arterial hypertension. J Hypertens 2023;41(12):1874–2071

ABBILDUNGSVERZEICHNIS

Illustrationen: Von Hand gezeichnet von Karoline Baumgartner, www.karobaumgartner.com